最先端医療の
人生を変える
7つの健康法

ポプラ社

はじめに　～AMWA発足の経緯と意義について

ＡＭＷＡとは、Ａ（アドバンスド／先端）、Ｍ（メディカル／医学的）、Ｗ（ウェルネス／健康）、Ａ（アカデミー／団体）の略で、一般社団法人先端医科学ウェルネスアカデミーの正式名称です。

前身は、２０１４年に発足したＡＭＳＡ（Ｓはスポーツ）で、医療の面からスポーツを盛り上げるべく設立しました。

理念は次の３つでした。

１・先端医療、健康、スポーツ医学に関する教育・研究並びに科学的知識及び技術の普及・啓発

２・アスリートの教育を通した人材活用、スポーツの活性化及びスポーツ障害者の支援

３・日本のスポーツ業界の国際的地位の向上と、国民の健康・福祉の増

進に貢献
これらを3本の柱として、スポーツと健康を医療の視点から啓発し、経済活動も組み合わせていく計画でした。

具体的には、日本スポーツ競技の向上、アスリートへの医学的支援、効果的なストレッチの開発、スポーツ障害者の支援、そして国民の健康・福祉の増進などを目指し、さまざまなトライアルをしてきましたが、結果的にいうと、一つめはそれなりに成果がありましたが、二つめと三つめにおいて、思ったようにはなかなかすすみませんでした。

その経験をもとに、スポーツのSを、ウェルネスのWに変え、スポーツ界のみならず、国民全体の健康増進へと範囲を広げたのです。

背景にあるのは、日本の少子化と高齢化です。これはもはや避けて通れない事態であるばかりか、緊急課題となっています。よく2025年問題といわれますが、この年に日本の人口のうち、65歳以上が3分の1を占めるようになります。その結果、国民医療費の増加、とくに高額医療費の増加は必須。すでに現在、外来受診回数は国民一人あたり年に12回、これはOECD加盟国のうち第2番の多さです（OECD加盟国平均は6・8回／2016～17年）。また、平均寿命と健康寿命の隔たりが10年以上あることも大きな問題です。日本経済を逼迫させている大きな理由のひとつが、医療費の増大だからです。

一方で、ストレスによる自殺も、あきらかに増加している。しかも、ストレスによる自殺理由のうち、家庭問題や生活・経済問題を抑えて、うつ病などのメンタルヘルスの問題が3分の1以上を占めています。国民のメンタル面での問題も大きいのです。

各メディアでこれだけさまざまな健康情報が氾濫しているわりには、国民全体の健康意識も向上していない。成人で運動習慣のある人はこの10年ほどほとんど変わらず、男性で35％前後、女性で27％前後を横ばいで推移しています。障害者の運動実施率も上がっていません。

このような要素を解決していかないと、日本人の健康は改善していかないという危機意識もあり、２０１９年にＡＭＷＡを設立しました。

ＡＭＷＡを通して一番訴えたいのは、健康の概念をいかに正しく伝えるかです。私がたどりついた結論は、「健康とは、質のよい血液を全身の細胞に巡らせることができている状態」です。この観点から健康を突き詰めて考えていけば、科学的なエビデンスをもとに説明ができる。そのためにポイントになるのが、「自律神経」と「腸内環境」です。この二つを両翼、基本方針において、以下のような活動を目指しています。

1・アカデミックリサーチ（研究情報発信）

科学的・医学的エビデンスの検証を続行していく。働きかた改革が叫ばれているいま、ストレス評価や自律神経測定によって、各企業の社員の健康状態を収集・分析したうえで、各所に提案していく。

2・メディカルエデュケーション（専門知識の発信・教育）

国民に正しい医療知識を提供する。教員、トレーナー、療法士などの有資格者への正しい情報提供をするとともに、一般の人や学生などにも有用な医療情報を教育・提供していく。

3・ウェルネスサポート及びアスリートサポート（健康推進支援）

被災地における健康支援を行う。健康調査だけでなくトレーニング指導などを行い、介入後の変化を検証する。また、障害者、とくにスポーツ障害を負った人にリハビリを含めた社会的復帰のプログラムを構築する。アスリートにおいても、互いの専門知識を持ち寄ることでワンチームとなってサポートする。

以上が、AMWAの理念と行動指針です。この本は、二つめのメディカルエデュケーションを主眼としてます。AMWAの精神にのっとって、各分野の先端医療で活躍するAMWAの会員である先生方の、エビデンスに基づいた健康の捉え方、取り組み方を、一般の人々にもわかりやすく伝わるように著してもらいました。みなさんの健康意識と自己管理の向上に、少しでも役立てば幸いです。

令和2年7月吉日　　小林弘幸

目次

第1章

「人生100年時代」を健康に生きる自律神経と腸内環境の整え方

小林 弘幸

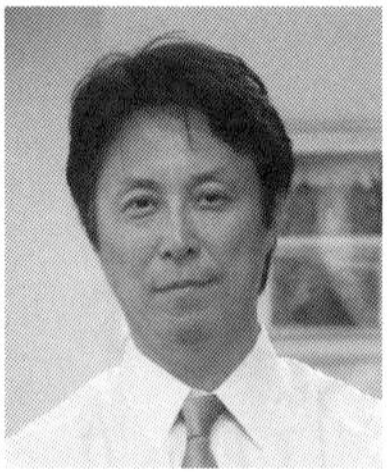

（こばやし ひろゆき）
順天堂大学医学部教授
日本体育協会公認スポーツドクター
ＡＭＷＡ代表理事

1960年、埼玉県出身。順天堂大学医学部、同大学大学院医学研究科博士課程修了後、順天堂大学小児外科講師・助教授を歴任する。自律神経研究の第一人者として、アスリートやアーティスト、文化人へのコンディショニングやパフォーマンス向上指導に関わる。腸のスペシャリストとして、順天堂大学に初の便秘外来も開設。自律神経や腸内環境を整える習慣やストレッチなどを考案し、心と身体の健康づくりを提唱。著書は100冊を超える。

人生100年時代といわれているいま
大切なのは、健康寿命の延伸です
AMWAでは
「健康とは全身の細胞に良質の血液が巡ること」
ととらえています
そのために必要なものは、人間のあらゆる活動を
つかさどる自律神経と腸内環境を整えること
自律神経は、リスクマネジメントの実践によって
腸内環境は、生活習慣の改善によって
いまよりグンと高めることができるのです

健康とは、ひとつひとつの細胞に質のよい血液を流すこと

いまは、人生100年時代といわれています。

メディアも健康関連に携わる業界も大々的に謳うおかげで、一般の人たちもなんとなくその気になっている。自分の未来は、100歳マイナス自分の今の年齢くらいは十二分に残っていると。本当でしょうか。

現実としては、日本人の平均寿命は男性で81・25歳、女性で87・32歳です（2018年）。これはこの年に生まれた赤ちゃんの平均余命ですが、このところずっと過去最高を更新しています。

そしてご存じのようにもうひとつ指標があります。健康寿命です。厚生労働省の定義では、健康寿命とは「健康上の問題で日常生活が制限されることなく生活できる期間」となっています。別の指標では、「要介護2以上」になると、健康状態ではないと判断されます。

健康寿命と平均寿命の差が比較できるデータは2016年のもので

すが、男性で8・84歳、女性は12・35歳も開きがあります。つまり、長寿になったはいいが、死ぬ前の10年前後は不健康な状態で暮らさなくてはいけない可能性が大きいことをこのデータは示しています。

2025年には日本人の全人口の3分の1が65歳以上になります。長寿社会は、裏を返せば医療費がとんでもなく増加する医療逼迫社会にほかなりません。長寿社会≠健康長寿社会にしないと、個人はもちろん、社会全体がおおいに疲弊してしまいます。厚生労働省は、平均寿命と健康寿命の差を3歳ほど縮めることを目標にしていますが、多くの人の希望は、自分の年齢イコール健康年齢の状態で100歳を迎えたいと思っているはずです。

では、健康とはなんでしょう。

私は、身体中にきれいな血管が張り巡らされていて、ひとつひとつの細胞にいかに質のよい血液を十分届けることができるかが、健康の決め手だと思っています。健康かどうかは、血液で決まるのです。

それに大きく関わっているのが「自律神経と腸内環境」です。さらに、それらを整えるのに重要な要素は何かと問われれば、私は「呼吸と食事」と答えます。

ここでは私の専門である自律神経と腸内環境についての大枠を、具体的な事例をはさみながら、わかりやすく述べていきたいと思います。

自律神経は、人間の意思とは関係なく働く神経

自律神経は、中枢神経である脳や脊髄から分かれて、全身の器官や組織に延びていく末梢神経のひとつです。末梢神経は自律神経と体性神経に、体性神経はさらに運動神経と感覚神経に分かれます。

自律神経と体性神経の大きな違いは、私たちの意思と連動しているかどうかです。

体性神経である運動神経は、手を動かす、走るといった全身の筋肉を

動かす機能で、同じく体性神経である感覚神経は、痛い、熱いなど、皮膚の感覚や振動などから感じる機能です。どちらも大脳皮質と直結していますから、動かしている、寒いぞといった意思や感覚が伴います。

　これに対して、自律神経は脳の視床下部とつながっていて、私たちの自覚を伴わない形で動いています。自分が何をしているかとは関係なく、心臓や腸は動き、血液は流れます。血圧や体温、呼吸の調整も行います。自律神経は私たちの全臓器を24時間コントロールしているのです。

　自律神経には、交感神経と副交感神経の二つがあります。

　交感神経はアクセル系の働きをつかさどります。

「心拍数を上げる」「瞳孔を拡大させる」「唾液を抑える」「発汗を促す」といった生体反応のほか、「興奮する」「緊張する」といった精神状態も交感神経によるものです。

　副交感神経はブレーキ系の働きをつかさどります。

「心拍数を抑える」「瞳孔を縮小させる」「唾液を促す」「発汗を抑える」

ほか、「落ち着く」「リラックスする」というように、交感神経とは逆の働きかけをします。

つまり、どちらかが活発なときはもう一方が抑制的になり、それを交互に繰り返しているのです。

大きな動きとしては、昼は主に交感神経が優位になり、夜は副交感神経が優位になりますが、食事中は交感神経が、食後は副交感神経が、といったように小刻みに入れ替わるときもあります。この二つの神経の波動の大きさと、交代のタイミングが適切に切り替わっている状態を「自律神経のバランスがいい」といいます。

自律神経の働きの中でも重要なのが、血管のコントロールです。

昼間は交感神経が血管をキュッと締め、夜は副交感神経が緩めます。

特別の疾患がない人でも、日中、激しく怒鳴ったあとにいきなりバタッと倒れることがあります。これは、交感神経が極端に優位になったことで血管がギュッと締まり血流が一瞬途絶えてしまった結果です。頭に血

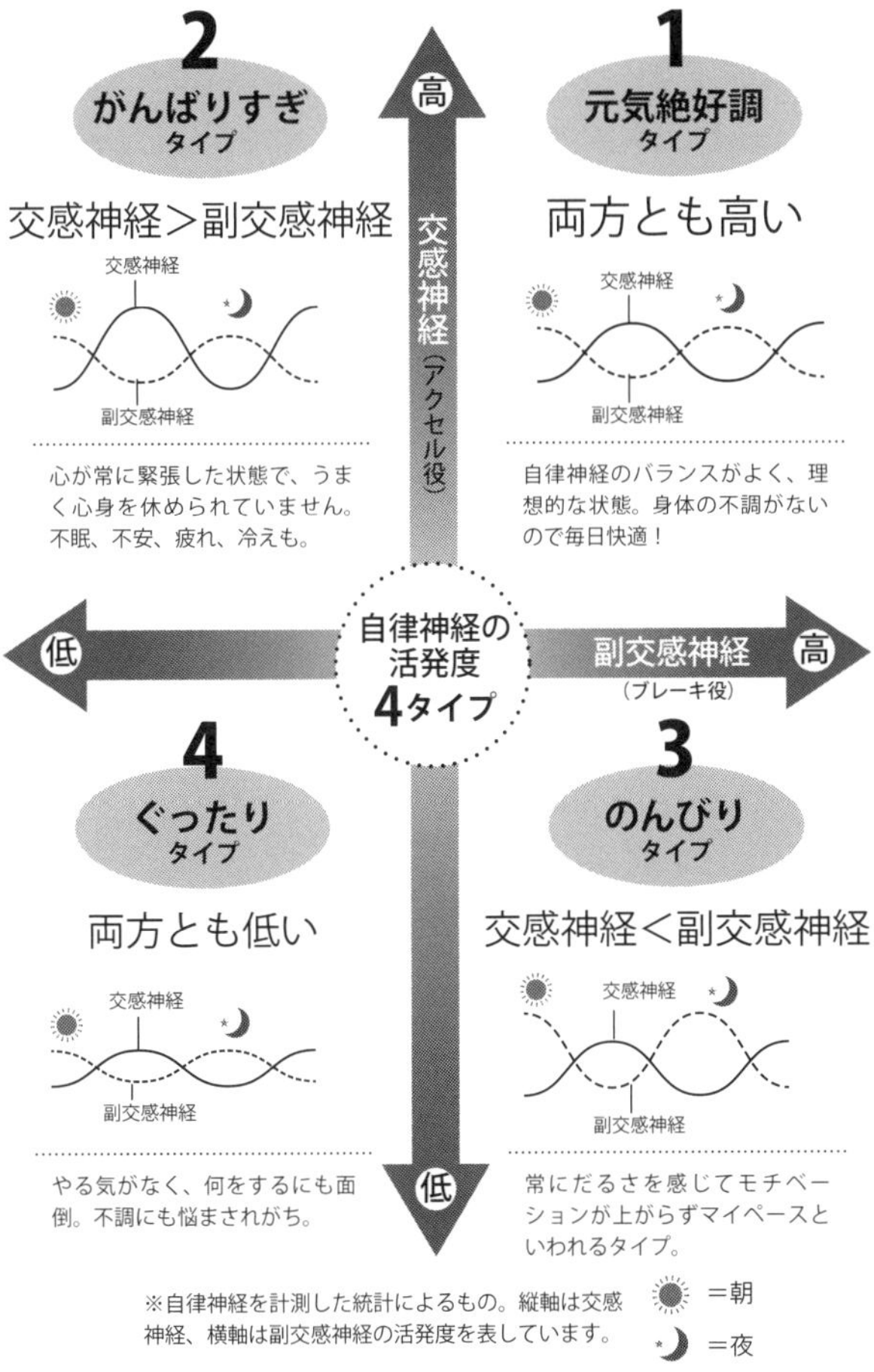
2
がんばりすぎ
タイプ
交感神経＞副交感神経
交感神経
副交感神経
心が常に緊張した状態で、うまく心身を休められていません。不眠、不安、疲れ、冷えも。
1
元気絶好調
タイプ
両方とも高い
交感神経
副交感神経
自律神経のバランスがよく、理想的な状態。身体の不調がないので毎日快適！
高
交感神経（アクセル役）
低
低
自律神経の活発度
4タイプ
副交感神経
（ブレーキ役）
高
4
ぐったり
タイプ
両方とも低い
交感神経
副交感神経
やる気がなく、何をするにも面倒。不調にも悩まされがち。
3
のんびり
タイプ
交感神経＜副交感神経
交感神経
副交感神経
常にだるさを感じてモチベーションが上がらずマイペースといわれるタイプ。
※自律神経を計測した統計によるもの。縦軸は交感神経、横軸は副交感神経の活発度を表しています。
＝朝
＝夜

液がうまく回らなくなって倒れたんですね。このケースでは、救急車で病院に運ばれている間に交感神経が落ち着くことで回復しますが、自律神経はこのような思わぬ作用を起こすこともあるのです。

こんな極端な例でなくても、自律神経は簡単に乱れます。

交感神経と副交感神経のどちらかの動きが強く働き過ぎたり、反対に弱く滞ったり。もしくは、二つが切り替わるタイミングがずれてしまうことで、さまざまな弊害が起こります。

交感神経が優位な状態が長く続くと、最初に影響が出るのが血行です。血行が悪くなると、身体に疲れがたまり、循環器系の病気や免疫力の低下につながります。イライラや興奮をコントロールできないため、判断力も鈍ります。

反対に副交感神経が優位な状態がずっと続くと、やる気や自信をなくし、全身の活力が失われていきます。重くなると、うつ状態になることもあるのです。バランスが崩れるだけでなく、両方の働きが低下してしまうことも少なくありません。

　そう、人間の自律神経はいとも簡単に乱れてしまうのです。もちろん誰もが落ち着こう、乱れないようにしようと思っています。でも、無理なんです。

　たとえば雨の日は気分が滅入ります。それだけで体調が悪くなり、いろいろなことがうまくいかなくなってしまう人がいます。たとえば、朝の通勤時に見知らぬ人に身体をぶつけられ、相手はあやまりもせずそのまま行ってしまった。気持ちが乱れないわけありません。

　基本的にその繰り返しです。いくら自分で気をつけていても、天候や周囲から、不快な要因、心乱れる出来事は次々とやってくるのです。

　コロナ危機のような大きなストレスがやってくれば、誰もが将来の心配どころか、今日明日の生活に対してさえ強い不安をおぼえ、心乱れます。当たり前です。

ミスや失敗は、偶然には起きない

現代はストレス社会です。そして、自律神経が乱れる一番の要因はストレスです。本来は交感神経と副交感神経のバランスが1対1であるのが理想的ですが、なかなかそうはいきません。

ストレスを感じると交感神経が高い状態が漫然と続きます。脳がストレスを受けると、腎臓の上についている副腎に刺激が行き、ストレスホルモンが分泌されます。すると、交感神経が反応して、血糖値や心拍数を上げたり、汗を出したりしてストレスの軽減をはかろうとします。それですめばいいのですが、なおもストレスがとり除けないと、本来であれば副交感神経が優位になる夜間になっても眠れずに睡眠不足になります。ストレスの慢性化です。

また年齢が上がってくると、段階的に副交感神経の働きが悪くなることもわかっています。慢性的に血管が収縮していくため、中高年になる

副交感神経は年齢とともに降下

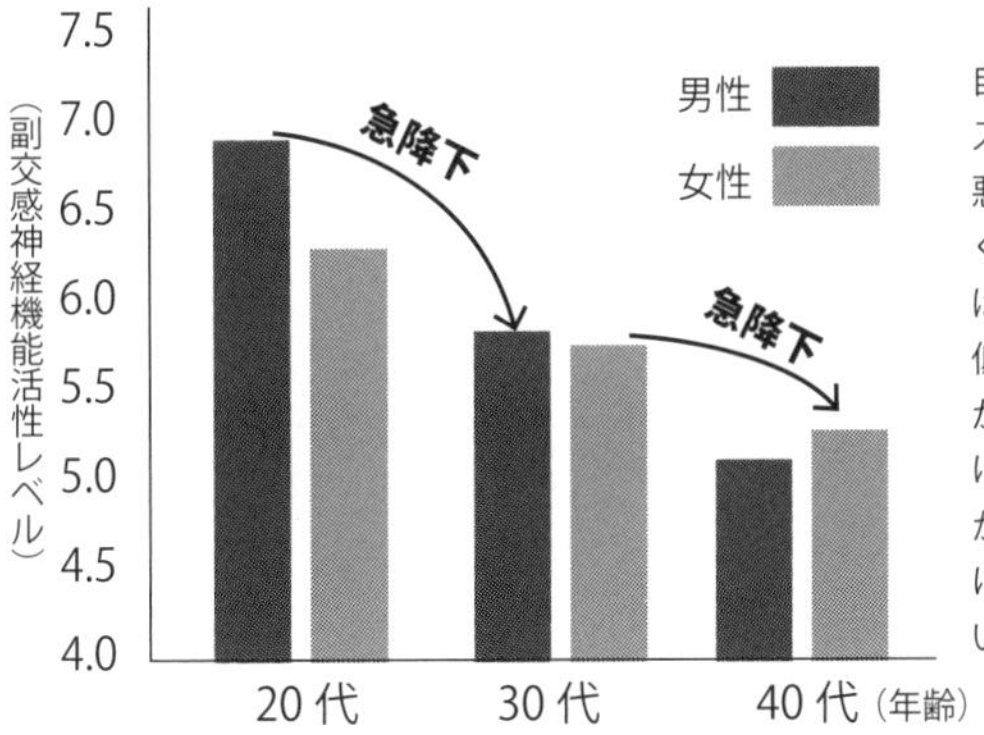

自律神経のバランスは年齢とともに悪くなります。とくに、副交感神経は10年に15%ずつ低下。男性は20代から30代の間にかけて、女性は30代から40代の間にかけて急降下するといわれています。

と脳梗塞や心筋梗塞のリスクが上がっていきます。がんも、副交感神経が下がると罹患しやすくなる病気のひとつです。

このように、日常生活においても経年変化においても、必然的に自律神経は乱れてしまう。ならば、乱れないようにするのではなく、乱れた状態を認め、見極めたうえで、どうやって改善していくかを考える。それが重要なのです。

ぶつかられた→イヤな気持ちになった。さてそれからどう切り返すか。不快な思いをした、失敗した、パニックになった。そのときどうやって落ち着けるか。あなたなら、どうしますか。

もうひとつ、人はよく物事がうまくいかなかったとき、もしくは不慮の事故や病を得たときに、「運がなかった」「ツイテなかった」ということがあります。そうでしょうか。

私たちの日常で起きる病気やケガは、ツイテなかったから起こるものではありません。ある程度、科学で解明できると思います。また、解明していかなければいけません。

私が実際に遭遇した例をいくつかあげます。

緊急外来に、料理中に手を切ったという女性がよくやって来ます。患者さんの話を聞くと、どこかで「切るな～」と思っていたらやっぱり切った！　と。つまり心ここにあらずの状態で料理をしていた。料理をしているけれど他のことを考えていた。だから切ったのです。

医療側でいえば、医療事故は年間30万件起きているといわれます。でも、「運がなかった」「ツイテなかった」というのが原因であることは一件もありません。

考えられる要因は次の5つです。

①　余裕がない
②　自信がない
③　予想外のことが起きた
④　体調が悪い
⑤　環境が悪い

たいていのことは、いま自分がどういう状態であるかを意識して、それを見越してあらかじめ予防する、対策をとっておく。これだけでミスの50％は防ぐことができます。

たとえば⑤の環境が悪い場合。

雨の日には東京駅界隈で転んで、病院に運ばれてくる人がたくさんいます。この人たちに共通しているのは、滑りやすい靴をはいていた、そして階段のまん中を歩いていた、であることが多いのです。

もし、雨が降っていていつもより環境が悪いことを想像できれば、滑らない靴を選ぶでしょう。階段では手すりのところを歩こうと意識するはずです。これが、リスクマネジメントです。小さなことでも見過ごさず、きちんと想定する、詰めておく。

こんな例もあります。あるエリートサラリーマンが会社へ行くため、慌ててエレベーターに飛び乗ったところ、乗っていた女性たちに「キャー、痴漢!」と騒がれ、近くの交番へ連れていかれてしまった。なんとその男性は、上半身はワイシャツにネクタイを締めていたというのに、下半身は裸だったのです。当日重要な会議があるため6時に目覚ましをかけてウトウトした……だけのつもりだったのに、ハッと気がついたらまさかの9時。慌てて家を飛び出しました。その人は、朝目覚めてからの記憶が全くなかったそうです。これは一種のパニック、自律神経の破たんですね。

このような大失敗をしないまでも、眼鏡をしながら眼鏡を捜したり、携帯をポケットに入れながら携帯を捜したことはありませんか。

たとえば初めての場所に行き、緊張していたとします。落ち着かずにソワソワしていると、いきなり相手が入ってきて「この部屋のどこに時計がありますか？」と聞かれて、パッと答えられる人はいますか。ほとんどの人はわかりません。そんなこと、意識していないからです。意識して周囲を見回しているときと、何も考えていないときとは、大きく違います。

こうしたことはすべて、大なり小なり自律神経の乱れ、破たんが起こす一種のパニック状態です。

いま私は、人間はいかにミスを防げるか？ということを研究しています。可能だと思いますか？ 無理です。なぜなら人間はいつも同じ状態を保つことはできないからです。

昨日は調子が悪かったけど、今日は元気、でも明日はダメになるかもしれない。全然違う、日々変化するのです。人間はロボットのように、常に同じ状態で仕事をするということができません。

だからこそそうしたリスクをひとつひとつ確認して、それを防ぐためにできる準備はすべてしておくに限ります。そうすればリスクは下げられるし、万が一それでも何かが起こったときも、落ち着いて対処することができるからです。

自分を惑わす環境や要素を見つけ出してそれをつぶす、もしくは避けることができるよう対処をする。その後はもうむやみに惑わされない、迷わない。迷っても意味がないからです。それがリスクマネジメントです。迷いは人間をダメにする。不安定要素を全部排除して、いかに自分を客観視できるかがカギです。なかなか難しいことだけれど、これはひとつの訓練です。いい換えれば、訓練することで可能になります。

日本では歩行者の交通事故が多いのですが、一番多いのが、歩行者が青信号で渡っているときです。赤信号で渡っているときはほとんど起きません。もちろん前者の事故は車が悪いし、後者は人が悪いのですが、人が赤信号で渡るときは365度、全方向をチェックして気をつけながら渡っているので事故は起きにくいのです。ところが、青信号で渡っている人は、当然車が止まってくれると思いこんでいるので、想定外のことがあったときに対処できません。

リスクマネジメントは「誰も信用しないこと」でもあります。誰かに任せるのではなく、自分で判断・対処し、確認するようにすれば、失敗のほとんどは防げます。

ちなみに、優秀な外科医とそうでない外科医の違いは、いかに「想定内」にしておくかです。想定内の範囲を圧倒的に増やせばいい。最悪の状況をどれだけ練習するかなんです。そうすれば、何かあったとき「想定外だ」とパニックにならずにすみます。腹がすわるんです。

リスクマネジメントとは、自律神経を整え、鍛えることでもあります。どのようなとき自律神経は乱れるのかを知り、どのようにすればそれを防げるのかを考える。それによって初めてセルフコントロールが可能になります。理性的、科学的に考えようとすればするほど、自律神経がキーワードになってくるのです。

自律神経は測定できる

いまは自律神経も科学的に測定、数値化できるようになりました。測定に必要なのは、心拍数と脈拍です。心拍は心臓の拍動で、脈拍は体内を流れる動脈の拍動です。心拍は規則的なリズムを刻んでいますが、脈拍のほうは、緊張するとドキドキするといったように自律神経の働きによって体内の血管が拡張したり収縮したりするため、1拍1拍の長さが違い、1拍ごとにゆらぎがあります。

このゆらぎを「フーリエ解析」という手法で解析することで、交感神経と副交感神経のそれぞれの数値が出せるようになりました。二つの数値が同じくらいであれば自律神経のバランスが整っていることがわかるし、両方の差が極端だったり、あるいは両方ともに低かったりすると、自律神経が乱れていると判断します。

専門病院で詳細な測定も可能ですが、最近では指を入れるだけでわかる簡易測定器や、スマートフォンのカメラを使って測定できるセルフチェックアプリもあります。

自律神経の動きを可視化して把握できるようになると、いろいろと興味深いことがわかります。

たとえば、曜日。副交感神経は、月曜日からどんどん下がっていって、木曜日に一番下がります。木曜日が一番しんどくなる曜日なのかもしれません。これを知っておくと、自分なりの対処が可能ですよね。

たとえば、時間。時間をしょっちゅう気にする人は、見るたびに自律神経が乱れています。時間にコントロールされているんです。であれば、あえて見ないというスタンスが必要です。

たとえば、感情。怒るときは交感神経が優位に、叱るときは副交感神経が優位になります。両者は似て非なるものなんですね。また、ジェラシーを感じると、交感神経が優位になって自律神経が乱れます。

反対に笑うとき、笑顔は副交感神経を優位にし、免疫力もアップしてくれます。強力な免疫細胞であるNK細胞（ナチュラルキラー細胞）は、笑うことで活性化されます。人間の体には1日5千個のがん細胞ができていますが、このNK細胞が食べてくれるのでがんにならずにすむといわれています。おおいに笑いましょう。ちなみに、作り笑顔でも有効であることがわかっています。

自律神経の状態はその人特有のものであると同時に、伝染することもあるのを知っていますか。集団の中にいると、誰かひとりが乱れるとみんなも乱れる。集団パニックなどがいい例ですね。

反対に、ひとりが整うとみんなも次第に整い始めるのです。以前、タイの少年たちが狭い洞窟内で長期間閉じ込められてしまう事故がありました。かなり絶望的な状況の中でも落ち着いて救助を待ち、全員が無事助けられたことがありました。あれは、先生が生徒たちの自律神経を整えていたからだと思います。

アスリートと自律神経の、深く密接な関係

私は、スポーツドクターとして、日ごろから多くのアスリートにさまざまなアドバイスを行っています。いまでは多くのスポーツ選手たちが、自分のコンディションをどのように整えればいいかを自覚して、勉強してくれるようになりました。

スポーツで大切なのは、ストレングス、コンディショニング、ケアの三つです。ストレングスは鍛えること。これはみなさんよくやられている。コンディショニングも最近はやるようになってきました。ただ、ケアという概念になると、まだまだですね。日本のスポーツ界の一番残念

なところは、ケア不足です。ケアに時間を割かない。

ケアとは、スポーツのパフォーマンス向上のために必要な要素を把握して対処することです。いい換えれば、自律神経の整えかたを身につけることです。スポーツ界はそういうケアをあまりやらない。とにかく鍛えておけばよい、という考え方が主流ですね。一流のアスリートは早々に気づき、自分なりにいろいろ勉強している人が多いです。ケアの重要性が経験上わかるんでしょうね。

ここ数年で、食事の大切さは相当認知されてきましたが、なかなかケアまではいかない。それが難しいところです。ケアを行うと何が向上するのか。本当に必要なときに自分の実力を出せるようになります。自分の実力をいかに本番にピークにもっていくかは、コンディショニングだけでなく、日ごろのケアがものをいうからです。

アスリートもミスをします。それを背負ったままだと、次の機会でまた同じ失敗を繰り返すことがある。それを防ぐのもケアです。いかに早くリカバリーするか、それが重要です。そのためには、自分を惑わすものから自由にならないといけない。

〝負けに不思議の負けなし〟という言葉があります。負ける理由はちゃんとあるのです。「運がなかった」わけでも「ツイテなかった」わけでもありません。あるアスリート2人が引退時に同じような言葉で表現していました。「心と身体が離れてしまった」。重要なポイントです。心と身体のバランスが崩れると、本番にピーク状態をつくれないし、ミスをしたときにリカバリーできなくなるからです。

では現役のアスリートは、どうなのか。いまでは「ルーティン」という言葉が知られるようになりました。野球のイチロー選手のバッターボックスでのしぐさ、ラグビーの五郎丸選手のゴールキック前の動き。場所、天候、点差、体調……自分を惑わすいくつもの要素があるけれど、惑わされないようにするのがルーティンです。

不安定要素をとり除いて、いわゆる「ゾーン」に入る。バッターボックスに入る自分、キックポジションに立つ自分、スタート地点にいる自分、それを遠くから客観視できるようになるのです。

レーシングドライバーは時速３００キロでレースをしています。レース中、彼らの集中力は超人レベルで、交感神経が非常に優位になり、かつ整っています。ゾーンに入るとコーナーが止まって見えるといいます。ところがこれが少しでも乱れてしまうと、コースが急に狭く見えてきて、恐怖心が生まれる。一気に崩れてしまいます。

自律神経を最高の状態に整える。なかなか難しいけれど、これも訓練、ケアです。トップアスリートにはそれが求められるし、それを克服した人がトップアスリートになれるのです。

腸内環境は人間の心身すべてに関わっている

次は、腸の話をしましょう。

腸は、脳からの指令がなくても働くことのできる唯一の器官です。腸には約1億個の神経細胞があり、脳とは別に独自の判断をして、自律神経を通して腸から脳へと情報が運ばれています。健康を一番左右する「血液」も、腸でつくられています。

食べものは小腸で栄養素の90％が吸収され、血液はその栄養を取り込み、肝臓を介して酸素や熱、免疫細胞とともに全身に運ばれ、細胞のひとつひとつに届けられます。

血液の質は、よく「サラサラ」「ドロドロ」といった表現で解説されますが、「サラサラ」であれば血行もよく身体の末端まで栄養が届きます。反対に「ドロドロ」の状態だと、流れが滞り全身の細胞に酸素や栄養が行き届かなくなるばかりか、不要な老廃物まで運んでしまうこともあります。その結果、糖尿病、高血圧、高脂血症、認知症へのリスクが高まるのです。

また、腸には免疫細胞の約7割が存在しています。体内に入ってきた有害なウイルスや病原菌を腸内で撃退し、体内に吸収させせないシステムを持っていて、さらにこの細胞が血液にのって全身を巡ることで、体内の有害菌も退治しているのです。血液の質が健康にとっていかに大切か、実感できますね。

血液の質のよさを決めるのが、腸内細菌です。

腸内細菌は、腸の粘膜に生息する細菌で、100兆個、ペットボトル1本分はあるといわれています。善玉菌、悪玉菌という言葉はご存じだと思いますが、理想は、善玉菌が2割、悪玉菌が1割、腸の状態によって優勢なほうに変化する日和見菌が7割だといわれています。腸にダメージを与えるといわれている悪玉菌ですが、最近、悪玉菌は抗炎症性のサインを出していることがわかってきました。将来的には〝悪玉〟と呼ばれなくなるかもしれません。つまり、腸内細菌はどれもがそれぞれに重要な役割をもっているのです。

ちなみに以前、スリムな人の腸の中に棲む、いわゆる〝やせ菌〟と呼ばれる腸内細菌を、太っている人に飲ませる（移植する）という実験が注目を集めたことがありました。ところが、最終的にはあまり浸透しなかったのです。なぜか。それは、腸内細菌が、前の持ち主の〝スリム〟という特徴だけでなく、その人の病気や性格までみんな持ってきてしまったということが判明したからです。これは恐ろしい話です。腸内細菌にはそれくらいの力があることがよくわかる実例です。

腸内細菌は、ホルモンも生成しています。気持ちを安定させてくれるセロトニンや快楽物質であるドーパミン、人とのふれあいで生まれるオキシトシンなど、いわゆる「幸せホルモン」と呼ばれる物質がいくつかありますが、これらは、かつてはそのほとんどが脳から分泌されると考えられてきました。ところがいまでは、腸においても生成されていることがわかっています。ドーパミンの半分は腸内細菌によって、腸の神経細胞からはオキシトシンが分泌されています。

不摂生だったりストレスフルな生活をして腸内環境が悪くなると、こうした幸せホルモンの分泌も低下します。便秘になるとイライラしてしまうのもその代表例ですね。一般的に、ストレスはまず脳が受けて刺激となって伝達されますが、実は腸が受けたオリジナルのストレスも脳に直接届くのです。脳は、腸内環境の悪化によってもストレスを受け取るわけです。

このように、腸は身体だけでなく、メンタルにおいても多大な影響を及ぼしています。私は、腸内環境は、人間のすべてに関わっていると思っています。日々の体調や健康はもちろん、性格やパフォーマンスにも影響を及ぼします。腸内環境のよしあしは人生をも左右する、これは過言ではありません。

では、腸内環境をいい状態に保つにはどうすればいいのか。腸内細菌の活性化のために必要なもの、それは食物繊維です。食物繊維は、便のもとになり便の質も決めます。栄養素のうち、大切な腸内細菌のエサになるのは食物繊維だけです。

ところがいまの日本人は、この食物繊維が全く足りていません。いま、推奨されている食物繊維の摂取量は一日平均、男性で21グラム、女性で18グラムといわれていますが、実際は10グラム程度しかとれていません。

昔の日本人は食物繊維をいまよりもずっと多くとっていました。戦前は平均30グラムも摂取していたのです。この時代、日本人はカロリーの多くを炭水化物からとっていましたが、みんなやせていた。これは食物繊維のおかげです。食物繊維をとると、腸内に短期脂肪酸がつくられて、代謝が上がります。食物繊維をたっぷりとると、血糖値の上昇や血中コレステロールの増加も抑えてくれるので、糖尿病など生活習慣病のリスクも下がります。最近では免疫力の向上にも関与することが判明しました。

食物繊維には水溶性（きのこ類や海藻類、果物など）と不溶性（豆類、根菜類、玄米など）の2種類がありますが、おすすめなのは、水溶性を多めにということを意識しながら、その両方を摂取すること。どちらにしても圧倒的に足りていないので、毎食、何かしらの食物繊維をとるつもりでいるくらいがいいでしょう。

自律神経と腸内環境、両方を整えるには

最後に、自律神経と腸内環境を上手に整えるために、日常生活で無理なく行えるコツを紹介します。

大切なのは、朝食です。細胞は1個1個に時計がセットされています。朝食を食べることで細胞に朝が来たことを知らせないと、体内時計は夜まで狂いっぱなしです。昼の食事では間に合いません。時計を動かすためには、朝起きてから1時間以内に食事をしましょう。時間がない人は、バナナと牛乳だけでもかまいません。

一度食べたら、次の食事まで6時間あけるのも大切です。食べたもの

が小腸で消化吸収されるまで6時間かかるからです。腸がその能力を十二分に発揮できるよう、余裕を持った食事時間を設定しましょう。

もうひとつ誤解されがちなのが、入浴です。熱い風呂に肩まで浸かっていると、血液がドロドロになります。理想的なのは、自分で少しぬるいかなと思う温度での半身浴です。胸まで浸かると水圧で心臓に負担がかかり、血行が悪くなってしまいます。入浴のしかたひとつで、自律神経が整うか、乱れるかの分かれ道になります。

自分が30年間続けているのが、日記です。それも、長くダラダラと書くのではなく、3行のみ。これで一日を検証するのです。

一つめは、今日起こった一番悪いこともしくは反省したこと。二つめは一番よかったこともしくは感動したこと。三つめは明日の目標。とくに若い人には三つめを書き出してほしい。年配の人であれば、2日前に食べたメニューを書き出すというのもありです。実にいい訓練になります。一日を毎日振り返るというのは、自律神経を整えるためにとても大切です。

そして常に意識してほしいのが、呼吸です。呼吸はお金がかからないせいか、あまり注目されませんが、とても効果があります。

早く呼吸すると交感神経が、ゆっくりだと副交感神経が優位になります。吸うより吐くことを意識して、1対2の割合で呼吸するようにしましょう。3秒吸ったら6秒吐く、4秒吸ったら8秒吐く。2倍の長さでゆっくりと吐くと、腸内活動も活性化し、血液の質もよくなっていきます。歩くときも、ゆっくり、ゆったりを心がけましょう。必然的に呼吸もゆっくりになります。忙しいときほど、ゆったりと。そのためには早めに、余裕を持って出ることになります。その余裕が、自律神経と腸に、ひいては血液にいい効果をもたらすのです。

24時間365日、常に行えるのは呼吸だけです。これを利用しない手はありません。自律神経の中で、私たちがコントロールできるのは呼吸だけなのですから。

第2章

医学的根拠に基づいたストレッチで自律神経を整える法

末武 信宏

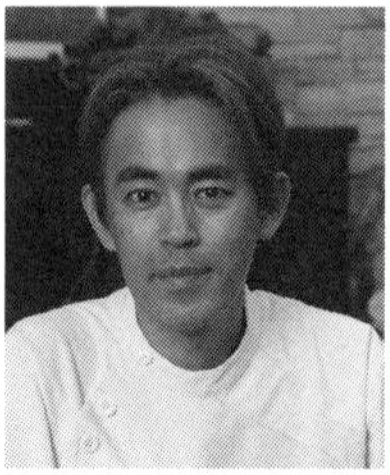

（すえたけ　のぶひろ）
医学博士・さかえクリニック院長
順天堂大学医学部非常勤講師
トップアスリート株式会社代表取締役

1962年、岐阜県生まれ。順天堂大学大学院医学研究科博士課程修了。日本美容外科学会認定専門医としてアンチエイジング診療を行うかたわら順天堂大学医学部でスポーツ医学の研究を行う。ＪＢＣ認定プロボクシングトレーナーとして活躍し、20年以上にわたり、トップアスリートのトレーニング指導、コンディショニング、ケア、治療を行う。監修書に『医師が考案　小林式自律神経ストレッチ』などがある。

運動は、疾病予防に大きな効果があると
証明されているにもかかわらず
その具体的な内容については
エビデンスに欠けているという現実があります
それはなぜなのか？
どのようなアプローチであれば
医学的根拠に基づくものになるのか？
最先端のスポーツ医学に基づいた
万人に効くストレッチを
豊富な実例とともに紹介します

あなたのしているストレッチ、トレーニングにはエビデンスが？

ＡＭＷＡでは、エビデンス（医学的根拠）を大切にしています。

いま、世の中に流布している健康情報、とくにエクササイズやストレッチに関しての本やＤＶＤ、教室は驚くほど大量にあります。ところが、そこに医師が直接関わっているものはほとんどありません。

これまでの医師の仕事というのは、疾病を研究したり、罹患した患者を診断し、治療することでした。保険診療の考えも、そこに基づいています。病気でないと、保険は利きません。

一方で、「予防医学」の重要性も急速に認知されています。健康診断で病変を見つけるだけでなく、病気にならないために必要な知識やメソッドを構築し、健康の維持に努めようという考え方です。

予防医学において、運動は最も経済効率の高い手段として長年推奨されてきました。運動が疾病予防に効くということ自体は、きちんとエビデンスが出ています。ところが、行われている体操やエクササイズの内容に関してはどうでしょうか。残念ですが、この部分について医師が関与したことはほとんどありません。

たとえば、日本人に長年愛されていて、最もポピュラーな運動に、ラジオ体操があります。日本人であれば誰しもラジオ体操の経験はあるのではないでしょうか。

もともとあの体操は、1928年（昭和3年）に逓信省簡易保険局が、国民の体力向上と健康維持を目的に制定したものです。それをベースに、1950年代に「ラジオ体操第一・第二」として再構成され、誰もができる体操として、子どもの夏休みの風物詩として、もしくはお年寄りの集まりなどで行われてきました。

ラジオ体操は、全身をくまなく動かせるよくできた体操ではありますが、医学的エビデンスをもとにつくられたものではありません。

国民の体力向上と健康維持ということについても、70年前といまの日本人とは体格も栄養状態も大きく違いますし、「健康」の概念も、当時といまとではガラリと変わりました。

では現代の日本で数多く紹介されているエクササイズやストレッチについてはどうでしょう。じつは私は、こうした本のコレクターでもありますが、どれを読んでも残念ながらエビデンスに基づいたものはほとんどありません。エクササイズに必要な、機能解剖学、運動生理学、とくに自律神経学に基づいたものが少なく、筋肉や関節を伸ばす、ほぐすという四肢の動きを重視したものばかりで、内臓へのアプローチが考えられていない。中には体幹に注目したエクササイズもありますが、筋肉(いわゆるインナーマッスル)だけのものがほとんどでした。

とくに自律神経に関する内容はほとんど見られません。また、指導者の経験や勘、カリスマ性に頼ったメソッドも多いため、再現性、客観性、普遍性に乏しいところがあります。ブームになると、それを勝手に模倣しアレンジするケースも出てきて、かえって身体を痛めるリスクがあるものも公然と発表されていました。エビデンスがないエクササイズやストレッチは、身体を痛めることもあるのです。

ＡＭＷＡでは、「健康とは、全身の細胞のひとつひとつに良質な血液を十分供給できる状態のこと」と考えています。

単純に肥大しただけの筋肉に、良質な血液が行きわたるでしょうか？　そのストレッチは、筋肉や靭帯、腱に本当にいいのでしょうか？　ストレッチを行う意味は何でしょうか？　身体に過度の負荷をかけると、自律神経のバランスが崩れるのでは？

――この現状を鑑み、私たちは、エビデンスに基づいた真に効果のあるエクササイズとストレッチを各分野の専門の医師主導で開発しようと長年研究してきました。

自らの知見と合わせて、トップアスリートを指導するトレーナーや鍼灸師や整体師からも意見を聞いたうえで、アスリートや、患者の治療現場でも試してもらい、血流や自律神経の数値を測定しながらどのような生体反応効果が得られるか、ひとつずつ検証を積み重ねていったのです。私の博士論文もこの内容です。サードオーサーは現スポーツ庁長官であり、当時は順天堂大学スポーツ健康科学部教授で医学博士の鈴木大地氏です。

その結果、10年以上かけてでき上がったのが、全身の細胞レベルから活性化させる「セル（細胞）・エクササイズ」でした。その後も随時検証を重ね、よりシンプルな動きで一般向けに開発したのが、今回紹介する「自律神経ストレッチ」になります。

ＡＭＷＡの健康観を具体的に実現させるエクササイズであり、エビデンスも実績も十分にあるストレッチになったと、自信を持っていえます。

自律神経ストレッチは、なぜトータルに効くのか？

自律神経ストレッチは最先端のスポーツ医学に基づいた、自律神経機能とパフォーマンスの向上に役立つ世界初のエクササイズです。

筋肉や関節が強化されるだけでなく、内臓や自律神経機能が増強されます。しかも、子どもから高齢者まで、一般の人からトップアスリートまで、誰もが同じような効果が得られるのです。

人の身体はそれぞれだから、誰にでも適合するエクササイズなんてないのでは？　そう思いがちですよね。いいえ、先端医学において、この考え方は否定されています。

誰もが体力向上でき、自律神経の機能も上がります。ストレス解消、ダイエット、ボディメイキングも可能です。

筋肉や内臓をパソコンのハードにたとえますと自律神経はこれらを動かしコントロールするソフトウェアなどです。つまりソフトウェアである自律神経機能の向上こそ、健康になるカギであり身体能力を向上させるカギなのです。

自律神経は免疫機能とも密接な関係があり、なかでも副交感神経はリンパ球の機能と関係していることが多くの研究からわかっています。

副交感神経機能はストレス下では低下します。この副交感神経機能向上こそが血流を促進する大きなポイントになるのです。


なぜこのような数多くの効果と特徴が実現できるのでしょう。

自律神経が本体（筋肉、内臓、血液など）のすべてを制御しているため、パソコンの操作性、すなわち身体のパフォーマンスを上げたければ、まずはソフトウェアである自律神経をバージョンアップしてあげないと、身体はうまく反応してくれません。いくら筋肉を鍛えても、自律神経の機能が低下していては意味がないのです。

心身をいまよりも鍛えたいのであれば、まずは自律神経の働きを高めることを優先させましょう。自律神経の機能を強化すれば、身体（ハードウェア）と自律神経（ソフトウェア）の両方をパワーアップできます。

自律神経ストレッチは、いわゆる筋トレではありません。身体機能を神経レベルまで向上させるものです。脳、神経、内臓、筋肉、関節や腱、

自律神経ストレッチの効果と特徴

【効果】

1・ダイエット
2・姿勢矯正
3・健康
（免疫力や心肺機能の向上。便秘や冷え、不眠、尿漏れ、むくみの改善）
4・ストレスケア
5・アンチエイジング
6・フィジカルパフォーマンス向上
7・動的可動域向上

【特徴】

1：呼吸・循環機能向上
2：インナーマッスル強化、骨盤位置正常化
3：内臓強化（腸管血流増加、腸管ぜん動改善など）
4：免疫力向上
5：関節の可動域の向上
6：筋肉の可動性の向上
7：腱、靭帯の強化
8：基礎代謝の向上
9：全身細胞血流の増加
10：バランス能力向上
11：脊椎・骨盤バランス正常化

靭帯が連動してスムーズに動く身体をつくり上げることで、真に健康な身体づくりを目指しています。

ちなみに、この自律神経にいち早く注目していた国はどこかご存じですか？ 旧ソビエト連邦なのです。

世界が冷戦時代であった頃、ソ連の宇宙ステーションに長期間滞在した宇宙飛行士や、原子力潜水艦の乗組員が、業務退職後に突然死に至るケースが数多く見られました。特別な訓練を受けたであろう宇宙飛行士や屈強な軍人である彼らがなぜそんなことになったのか？ 調べた結果、特異な環境下に長期間滞在するという多大なるストレスによって、自律神経機能が破綻していたことがわかったのです。

そのため、肉体的な状態をチェックするだけでなく、自律神経を測定することが必須だという観点から研究が進みました。ソ連崩壊後は、アメリカに亡命したソ連の科学者たちがさらに研究を進めた結果、いまに至るという歴史があります。

いまでは多くの人の自律神経をかなり正確に測定できるようになりました。その結果、さまざまな興味深い事実が判明しています。

トップアスリートは、概して自律神経が高いレベルで安定しています。一般の人は8〜9割方、交感神経が高くて副交感神経が低いのですが、彼らはむしろ副交感神経が優位になっています。

私はF1年間総合チャンピオンのレーシングドライバーの自律神経測定を確認したことがありますが、交感神経、副交感神経ともに非常に高い状態でした。

レースのように時速300キロで走ったあとにいきなり減速すると、Gによって脳の血流が大きく変わります。一般の人ならブラックアウト（失神）を起こしてしまいますが、F1レーサーはこの脳の血流をコントロールする自律神経の力が備わっているのです。つまり、このようなレースでは筋力よりも自律神経の力のほうが重要なわけです。

次のような奇跡的な事例もあります。

いまも二輪の耐久レースで活躍する、私の知人のアスリートの話ですが、鈴鹿8時間ロードレースの4か月前に練習走行中に転倒して、大腿骨頸部骨折で手術を行い1か月以上寝たきりの状態になったのです。当然ながら、心肺機能、筋力、内臓機能は大幅に低下してしまいました。その間、彼のライバルは過酷なトレーニングを続けています。チーム監督も医師も今期の復活は絶望視していました。

そして彼は何もできなかった……のではなく、彼は入院中、ベッドの上でずっと呼吸法を中心とした自律神経ストレッチトレーニングをしていました。つまり自律神経を鍛えていたのです。

退院したときは歩行困難な状態だった

未だ通常歩行が困難な状態の彼ですが、この自律神経ストレッチを行った結果、わずか2か月半後のレースで最速ラップを連発してぶっちぎりの優勝を飾ったのです。自律神経を鍛えることで、運転の際に必要な体幹と、耐久に必要な集中力と自らをコントロールする力を強化できたからです。ハードトレーニングを行っていたライバルは、彼に勝てませんでした。

この出来事は、これまでのトレーニング法に一石を投じることにもなりました。自律神経ストレッチだけで、十分に輝かしいパフォーマンスを上げることができたからです。これが自律神経の力です。

反対に、重度の糖尿病患者の自律神経を測ったところ、グラフに現れないほど自律神経の機能が破綻していました。実は糖尿病患者には自律神経の機能が低下している人が多いのです。自律神経がいかに身体と連動しているかがわかると思います。自律神経が整えば、全身に良質の血液が巡り、内臓も強化されるので身体の反応がよくなります。脳にも良質の血液が行くので気力や集中力がアップし、トータルでパフォーマンスが上がります。

自律神経ストレッチを行うことで身体に起きる変化のエビデンスは、枚挙にいとまがありません。

バレエを習っている子どもたちに、自律神経ストレッチをやってもらったところ、ジャンプ力も開脚力も明らかに上がりました。

45人の小学生に、従来のストレッチをやめてもらい、自律神経ストレッチを準備運動として取り入れたところ、45人全員が短距離走で自己ベストを更新しました。

プロも例外ではありません。野球選手の事例では、従来のストレッチをやめて、自律神経ストレッチを実践したところ、3か月でパフォーマンスが上がったのです。サッカー元日本代表選手も、長年不振にあえいでいました。しかし、従来のストレッチをすべてやめて自律神経ストレッチをコンディショニングに導入したところ、飛躍的に身体パフォーマンスが向上しました。それからはレギュラー獲得、そして日本代表選手へ選出されました。

自律神経ストレッチは、すでに多くの格闘技ジム、バレエ教室、学校教育現場、クラブチーム、テニススクール、ゴルフスクールなどで導入されています。いずれも準備運動や整理運動で行われてきたストレッチを取りやめ、自律神経ストレッチに切り替えた結果、確実に成果を上げています。

実は私も若い頃からずっと空手をやっています。とはいえ、ふだんはとても身体がかたいのです。それは昔もいまも変わらずで、前屈しても手が床から20センチ以上離れてしまいます。それでも私は、空手の際には今でも何の問題もなく、ハイキックもできますし指導者としても活動しています。自律神経ストレッチのおかげで、動的な可動域は十分に保たれています。

この違い、おわかりいただけるでしょうか。従来のストレッチであれば、身体をやわらかくするために無理に関節を開いたり、腱を伸ばしたりします。痛みをがまんしながらジーッと伸ばしていれば、やがて身体は応えてくれるという考え方です。自律神経ストレッチでは、このような静的ストレッチはいっさい行いません。いかに動的ストレッチを効率よく行うかを考え、組み立てられています。

静的ストレッチの功罪

ストレッチといえば、運動の前後に行う準備運動や整理運動です。何のために行うのか？ 一般的に準備運動は本番のパフォーマンスを上げるためですし、整理運動は筋肉痛予防や疲労回復のためです。ストレッチをすると、血行がよくなって身体が温まり、筋肉がやわらかくなる。けがの予防にもなる。運動後の筋肉をほぐして、疲労回復につながる。そう考えられてきました。ところがいままでの静的ストレッチは、残念ながらその両方ともに効果が期待できないことが今世紀に入って多くの研究でわかってきました。つまり静的ストレッチには身体パフォーマンス向上のエビデンスがないのです。

静的ストレッチは、腕や足を伸ばしてそのままポーズをとるものです。ところが同じポーズを30秒以上行うと、パフォーマンスが下がり、筋力が下がり、スピードも遅くなることがわかりました。筋肉痛も予防しません。疲労回復効果も望めません。それどころか、痛みを伴うようなストレッチは、かえって靭帯や腱、筋肉を痛めるのです。

静的ストレッチによって筋パフォーマンスが上がるという報告はとても少なく、むしろ四肢の筋機能低下があるという論文が多数報告されています。これは21世紀になってから顕著に見られるようになりました。

たとえば静的ストレッチを行ったあとに垂直跳びや立ち幅跳びをやった結果、有意な形であきらかにジャンプ能力が低下したという報告があります。疲労を伴う運動をしたあとに、安静にしてもらったグループと静的ストレッチを行ったグループに分けた結果、疲労回復の度合いに差がなかったという報告もあります。

海外では、運動前後のストレッチをしたグループと、どちらもしないグループに分けて調べたところ、筋肉疲労やけがの割合に差はなかったという複数の報告が出ています。別の研究では、静的ストレッチをしたことによって筋力やパワーが30%も低下したという驚きの報告もありました。

静的ストレッチは、これまで当たり前のように行われてきました。けれども、エビデンス的にはあまり意味がなく、必要以上に行うとかえってパフォーマンスが落ちるということがわかってきたのです。もちろん、静的ストレッチにも身体をほぐすという効果はあります。必ずしも全く不要なわけではありません。ただし、行うときは必ず数秒間にとどめ、痛みを感じたらすぐやめるようにしてください。私としては、それよりも自律神経ストレッチをすればいいのですといいたいのですが。

また、スポーツ障害にも静的ストレッチはよくありません。アスリートにとって細かなけがは日常茶飯事です。腱鞘炎やアキレス腱周囲炎は腱の微小断裂が原因です。つき指や肉ばなれになったときも、つい患部を伸ばそうとする人がいますが、絶対にやめましょう。医学的には、腱や靭帯に炎症や微小断裂のような損傷があった場合は、安静が一番です。

かつて、運動中に水を飲んではいけなかったり、鍛えるためにうさぎ跳びをすることが常識だった時代がありました。根性論は、いまではありえないメソッドです。創傷への消毒も同じです。昔は擦り傷は必ず消毒しましたが、現在では水道水で洗い流すだけで消毒を行うことはありませんし、創傷への消毒の感染予防効果は否定されています。

スポーツ医学の分野は日進月歩です。少し前は当たり前だったことが、大きく変わることがある。それはいまの時代も変わりません。残念ながら現在のスポーツ現場でも、いまだ旧態依然とした驚くような練習を行う指導者がいます。これを変えるのは、エビデンスしかありません。最新の情報をキャッチしようとする姿勢も大切なのです。

実践！ 自律神経ストレッチ

ではいよいよ、具体的な自律神経ストレッチを紹介していきましょう。

自律神経ストレッチは、動的ストレッチを導入しています。動きはダイナミックですが、ハードなものではありません。

自律神経ストレッチのポイントは、次の4点です。

- **自律神経を整える、とくに副交感神経を優位にする**
- **セル（細胞）レベルに働きかける**
- **四肢のストレッチだけでなく、体幹や内臓にアプローチする**
- **体幹から末端までを連動させる**

まずは簡単な準備運動で、副交感神経を優位にします。

方法は次の3つです。その日の気分で選んでもかまいませんが、3つ行えば、よりリラックスして始められるでしょう。

簡単な準備運動で副交感神経を優位に

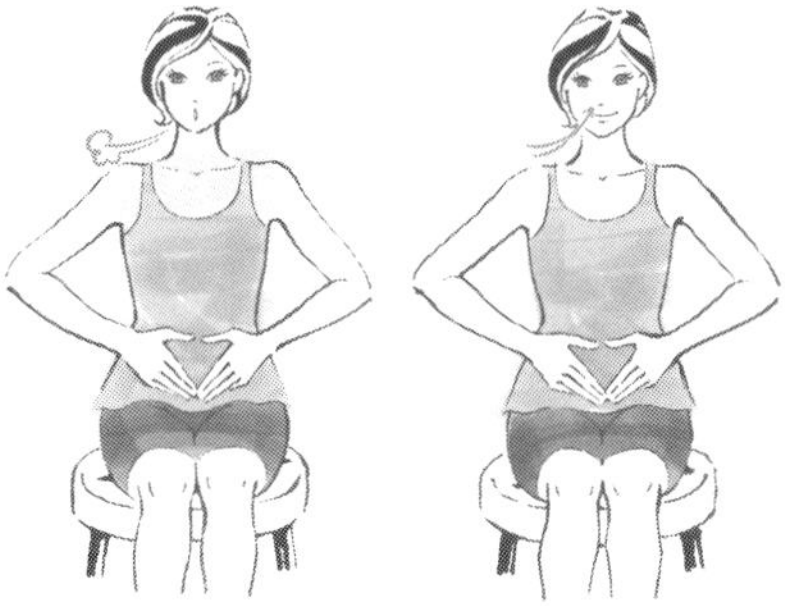

❶ワンツー呼吸法

椅子に座り深呼吸。吸う時間１に対して吐く時間に２倍かけます。両手をおなかに当てることで、内臓や体幹を刺激できます。

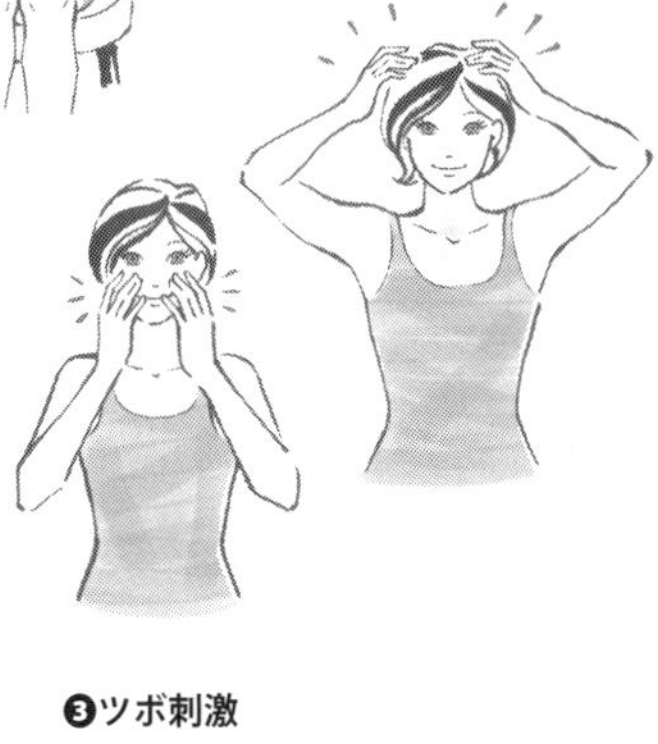

❷タッピング

３本の指で頭や顔をやさしくたたきます。頭や顔の皮膚を刺激することで副交感神経が活性化、血流もアップします。

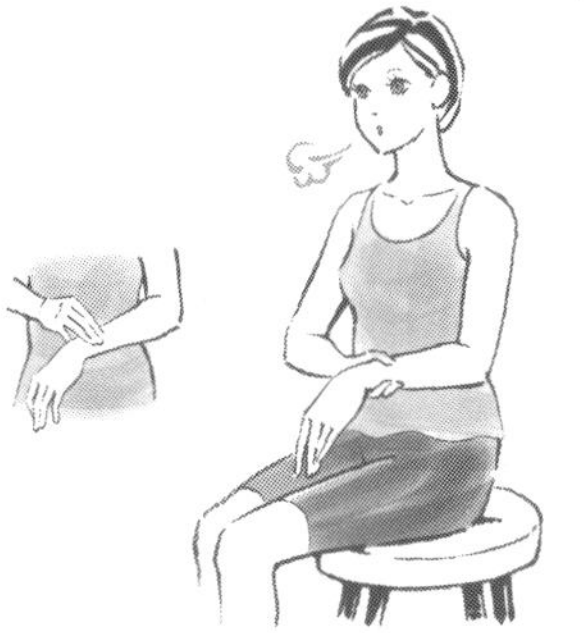

❸ツボ刺激

手首から指３本ぐらい上のあたりが、外関というツボ。交互に５秒間息を吐きながら押します。リラックスを促し、副交感神経のレベルを上げます。

自律神経ストレッチの基本動作は14個あり、そのアレンジも数多くあります。その中から、なるほどこういうことか！と実感できる代表的な動作を5つ紹介しましょう。

■自律神経ストレッチ例①

まずは基本中の基本である背伸び。これまでのストレッチとの違いがわかるポイントは、手首です。私たちはずっと同じ姿勢でいた後などに、伸びをしますよね。そのとき、両手はどうなっているでしょう。ばんざいの形のように両手をまっすぐ平行に、上げていませんか。

自律神経ストレッチでは、両手首を交差させてロックしてから伸びをします。全く伸びしろが違います。ロックすることで身体の重心が固定され、体幹部から指先までの筋肉が連動するからです。体全体を連動させることで、身体のどこか一部に負担をかけることもなくなるため、全身に呼吸と血液がまわります。伸びる際はつま先立ちになり、踵を上げて息を吸い、落とすときは脱力しましょう。

背伸びの運動＆深呼吸　2回

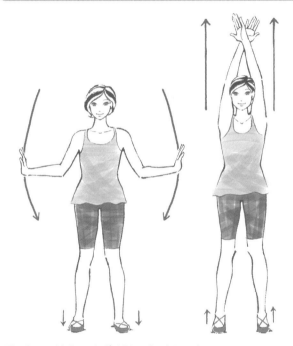

・頭の上で両手をクロスしダイナミックストレッチ。
・身体を伸ばすとき、つま先立ちになる。
・下ろすときに手のひらを外側にして途中から脱力して上腕を下へ落とす。
・脱力と同時に踵を床にすとんと落とし、床ドンする。
・背伸びで吸う、手を下ろしながら吐く。

■自律神経ストレッチ例②

内臓へダイレクトにアプローチできる、効果的なストレッチを紹介します。腰全体を大きく回します。他のストレッチとの違いがわかるポイントは、両手の位置です。腰を回すとき、両手を左右対称に置かず、一方は肋骨の下、一方は腹部と対角線上に置くのです。ただ手を当てるのではなく、しっかりつかむのがコツです。時計回り、反時計回りに2回ずつ回したら、今度は左右の上下を変えて、さらに2回ずつ行いましょう。

この動きは、腹圧を高め、内臓の血流を増やします。身体全体の筋肉を滑らかに動かすことができ、なかでも大腸をもっとも効率よく刺激するので、腸のぜん動運動が活発になり、腸内環境も改善されます。

また、腹横筋を意識的に動かすことで、体幹まで刺激が届き、インナーユニットが強化され、骨盤のゆがみも解消されます。

腸管を刺激し腰を回旋する運動　各2回×2

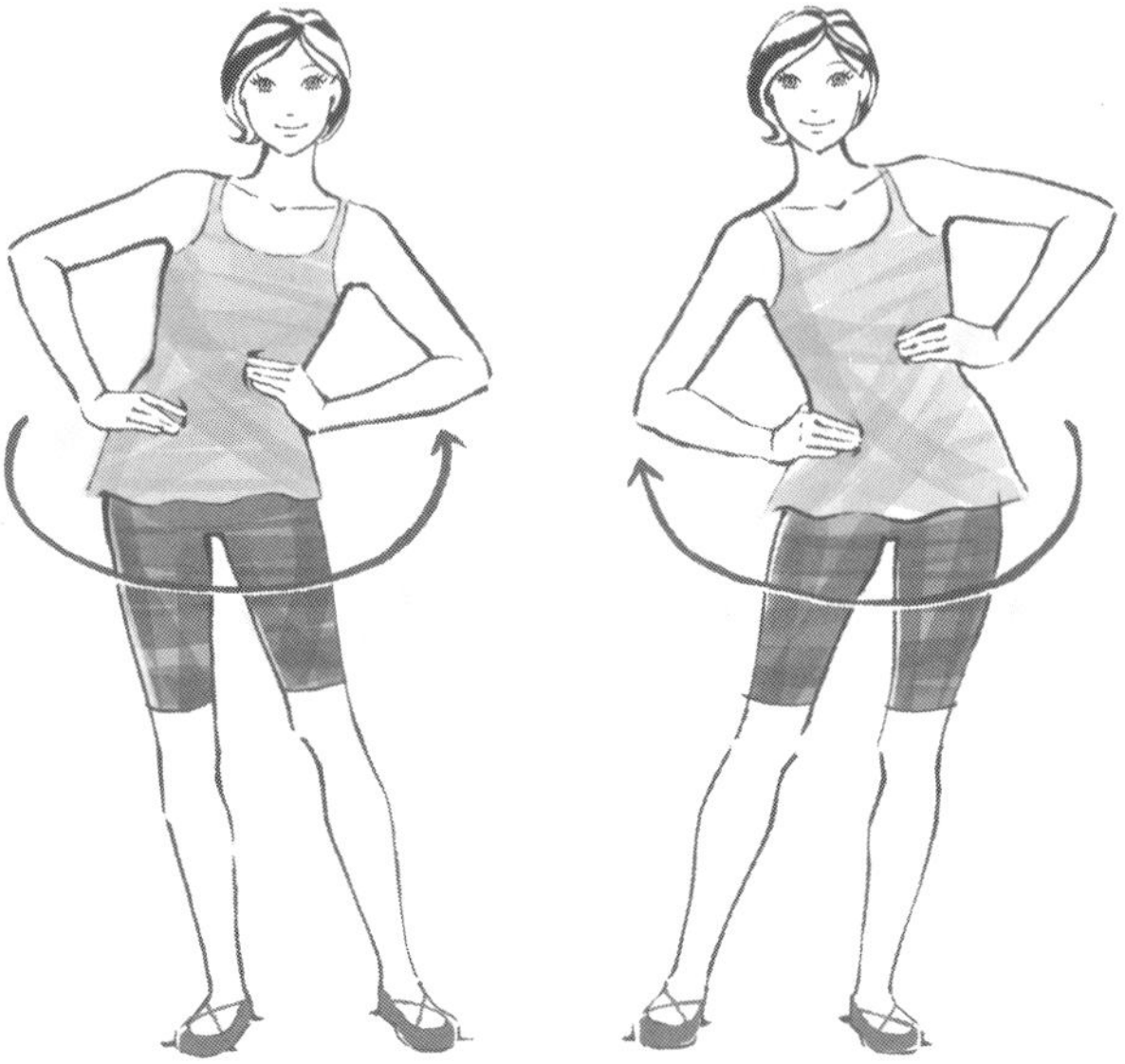

・右手を盲腸のある部位へ置いて、左手を左肋骨の下に置いて（腹部を対角線の位置で押さえる）腰を回す。時計回り、反時計回り、それぞれ2回。
・右手を右の肋骨の下へ置いて、左手を腸骨の上の腹部へ置いて（腹部を対角線上に押さえる）腰を回す。時計回り、反時計回りに、それぞれ2回。

■自律神経ストレッチ例③

みなさんがふだん見慣れている、もしくは行っているスクワットとずいぶん違うと思います。いわゆるスクワットは、全身、とくに下半身の筋力強化をはかれるとてもいいエクササイズですが、簡単そうに見える分、負荷のかけ方やひざの位置などを間違えている人が少なくないのも現実です。このストレッチは、歩行の動きを使ってスクワットすることで、下肢と体幹のエネルギーをくまなく末端まで伝えられるようになっています。ストレッチをする際、末端の力を抜くことはとても大切です。末端に力が入っていると、体幹のエネルギーが伝わっていかないからです。この動作は、両手を投げ上げることで末端が脱力でき、体幹から末端にエネルギーをロスなく届けることができるのです。

身体を上下させるだけでなく、歩行によって前後のねじりが加わるので、上半身から下半身まで全身の連動性が上がります。リズミカルな歩行が身につくので、お年寄りの方にもおすすめです。

身体をねじりながらスクワットする運動　8回

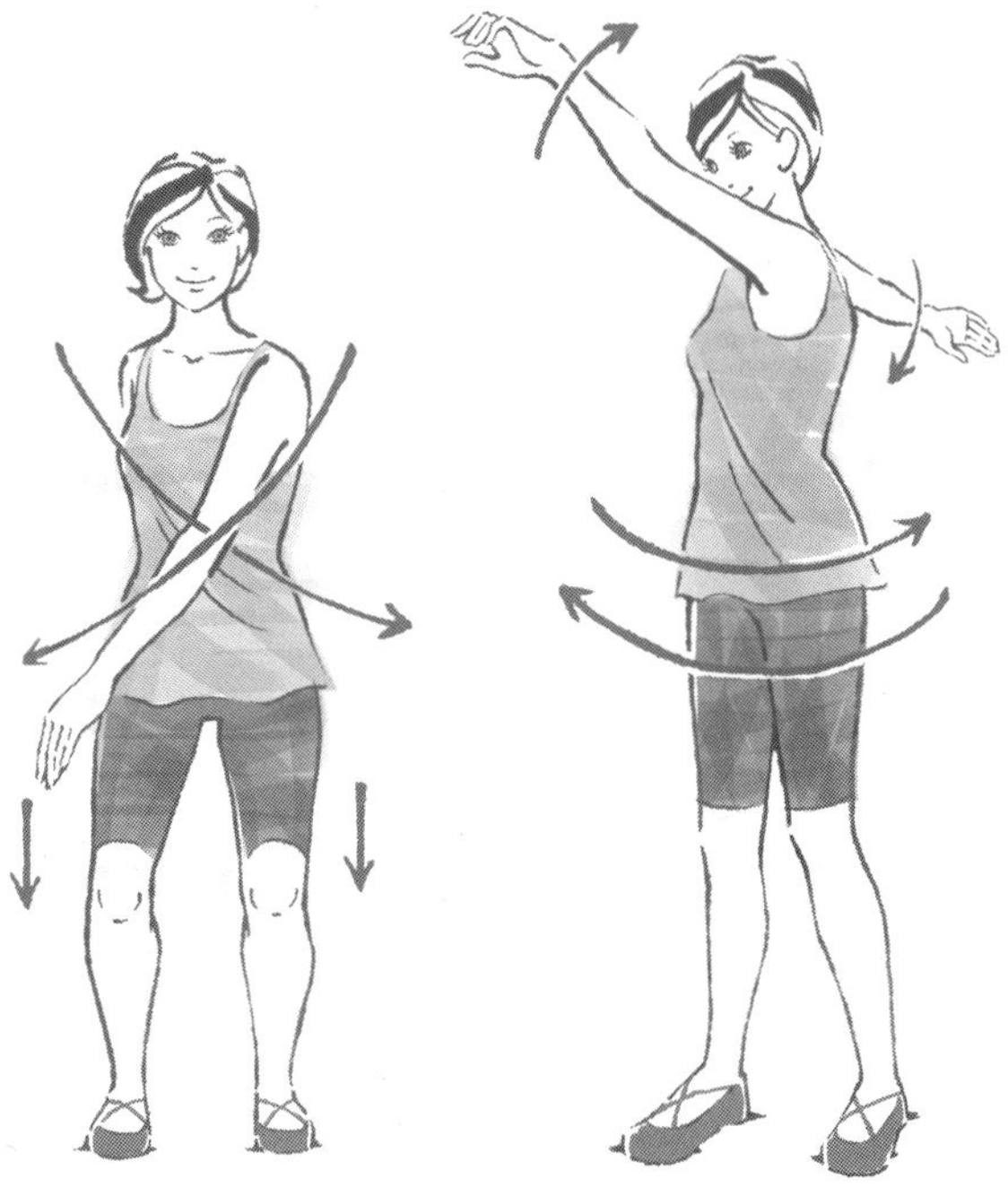

・上腕の力を抜いて大きく腕を前後に投げ上げる。

・同時に身体をねじりながらスクワットする。

＊下肢の筋群の強化と全身の連動運動のリズムをつかむ。

■自律神経ストレッチ例④

肩甲骨まわりをほぐすポーズは、アスリートも一般の人も、上半身のストレッチとしてよくやっているようです。ですが、このストレッチとは似て非なるものです。静的ストレッチでは、二の腕をもう一方の手や腕で押さえこんで1～2分ほどじっとしていますよね。まさにポーズ(休止)です。このストレッチはかえって筋力パワーが落ちてしまうので注意しましょう。自律神経ストレッチでは、真横に伸ばした腕をもう一方の手首でロックします。その上で、静止することなく、上半身を、腕を伸ばした側に回旋させるのがポイント。これが動的で、ダイナミックなストレッチなのです。

手首をロックさせながら動かすことで、脊柱→肩関節→肘関節→手首の連動性が高まり、脊柱の可動域が広がります。肩甲骨まわりの筋肉が刺激されて全身の血流がよくなり、自律神経も整います。

肩こりも改善するし、ゴルフのヘッドスピードも上がりますよ。

腕を交差させ身体を左右に回旋させる運動　各2回

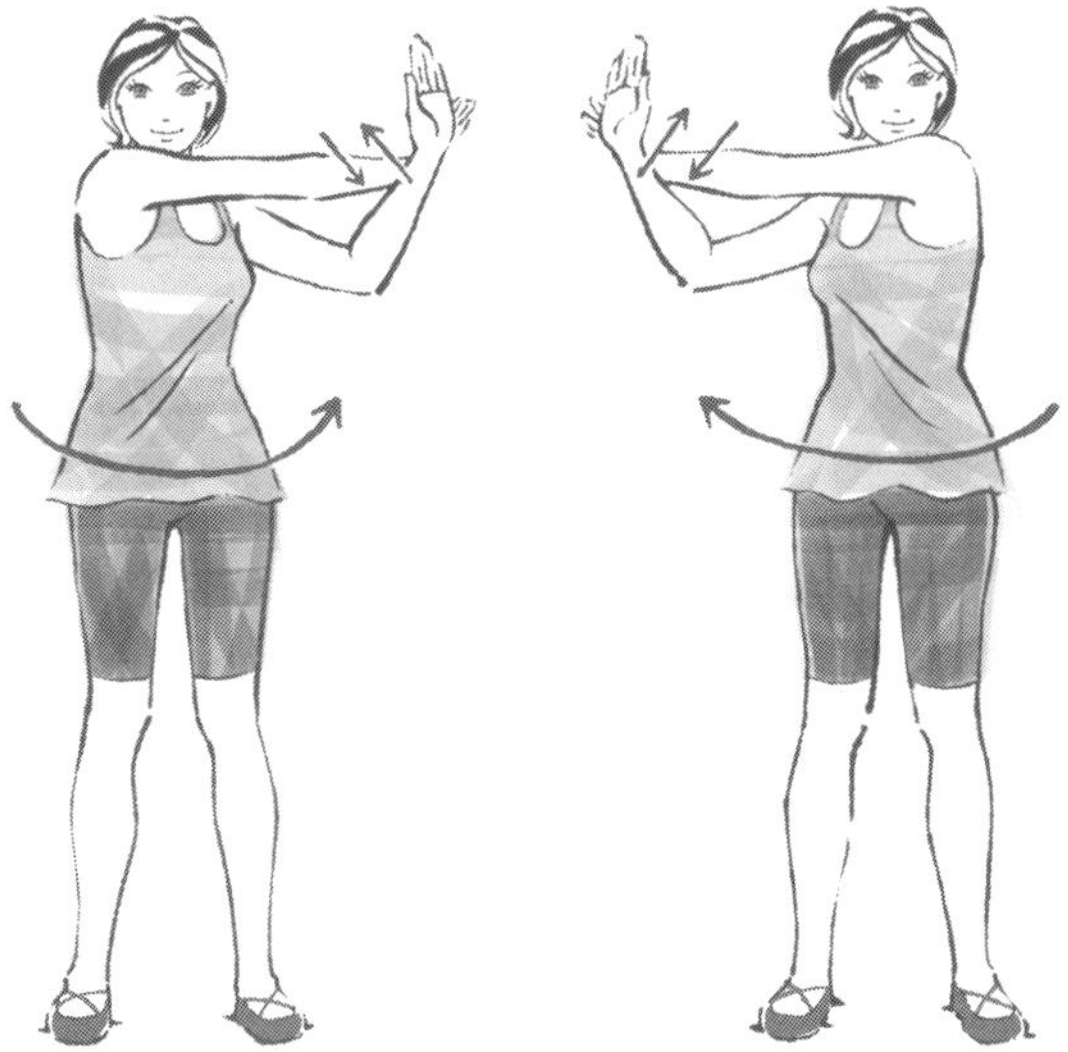

・左の腕を右へ伸ばし右手首で伸ばした左手首をロックして揺らしながら（1．2．3．4と）身体を右方向へ回旋させる。

・次に、右の腕を左へ伸ばし左手首で伸ばした右手首をロックして揺らしながら（1．2．3．4と）身体を左方向へ回旋させる。

＊脊柱の可動域を広げ身体の回旋をスムーズに行わせる運動。ダイナミックストレッチにより肩関節や肩甲骨周囲の筋群がほぐれる。脊柱から手へと身体の連動性を高める。

■自律神経ストレッチ例⑤

自律神経ストレッチは、ふだんはあまりしない動きや刺激しづらい場所を無理なく動かすことも大切にしています。お尻や太ももの裏は、一般の人はあまり意識して使うことはありませんが、身体の中でも一、二を争う太い筋肉であるお尻と太ももの筋肉を刺激しておくと、下半身の筋力維持にとても効果的です。筋肉はバネと同じですから、伸びて縮んで伸びて縮んでという動きの中で力が出るのです。静的ストレッチのように伸ばしっぱなしでは効果が期待できません。動かしながら刺激を与える、これが動的ストレッチのコンセプトなのです。

さらにポイントは、ねじりを入れていることです。右手で右足をタッチするのではなく、右手で左足をタッチする。それによって股関節、膝関節及び体幹もねじることになるので、軽い動きでも大きな刺激として伝わります。

片足をリズミカルに上げることで、バランス感覚も鍛えられます。

踵を後ろへ蹴り上げ反対の手でタッチする運動　8回

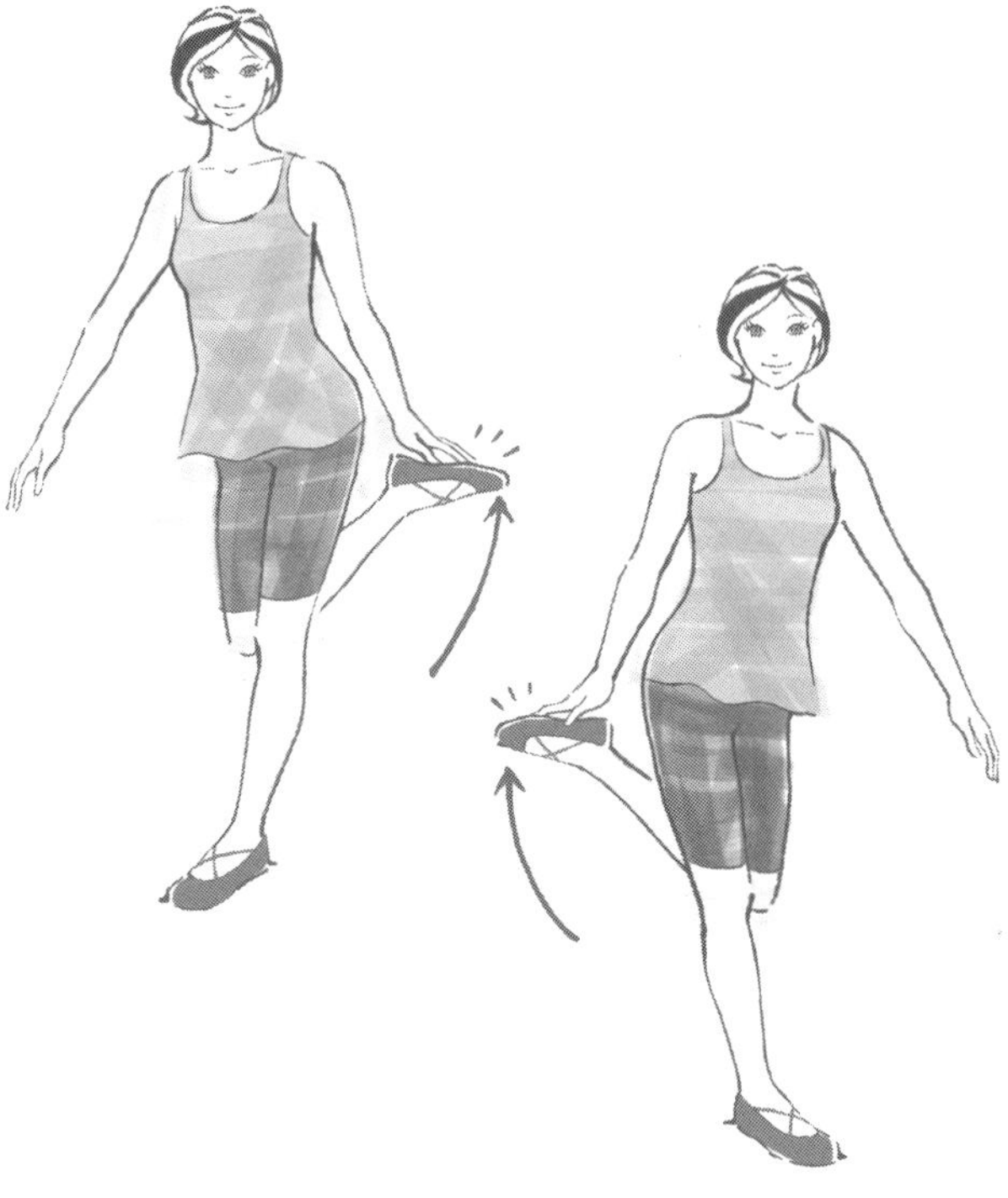

＊お尻の周りの筋肉（大臀筋、中臀筋）への刺激と大腿四頭筋のダイナミックストレッチとバランス感覚の向上。

いかがでしょうか。動きを止めない、伸ばしたら縮める・力を入れたら脱力するといったリズムを大切にする、四肢の末端をロックしたり、関節をひねったり、対角にすることで体幹からの連動性を高める……こういった特徴がおわかりになったと思います。

最後に、呼吸の話をして終わりにしたいと思います。自律神経ストレッチは、必ず呼吸を意識しながら行ってください。ふだんの呼吸と、意識した呼吸を比べると、ふつうの無意識な呼吸は息を吸ったときだけ呼吸筋を軽く使うだけで、吐くときはほとんど筋肉を使いません。ところがワンツー呼吸法（67ページ）のように意識した深い呼吸を行うと、吸うときはもちろん、吐くときもさまざまな呼吸筋を使います。胸郭筋群も腹筋群も総動員しないと深呼吸はできないからです。

つまり、呼吸を意識すると、それだけで呼吸筋群のダイナミックストレッチになるのです。この呼吸と自律神経ストレッチを組み合わせれば、最強のストレッチ、コンディショニング法、健康法になりますよ。

第3章

ゲノム情報を知り生活習慣病のリスクを下げる法

玉谷 卓也

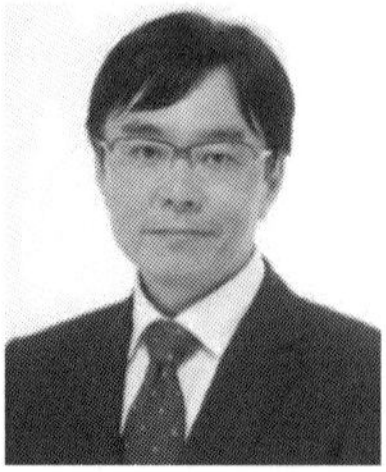

（たまたに たくや）
順天堂大学大学院医学研究科客員教授
エムスリー株式会社アドバイザー
薬学博士

1988年、東京都臨床医学総合研究所、93年よりＪＴ医薬基礎研究所、99年より米国CORIXA社に勤務。02年、東京大学先端科学技術研究センター特任助教授に就任。08年、武田薬品に勤務するとともに順天堂大学医学部客員教授に就任。14年よりソニー株式会社、19年よりエムスリー株式会社に勤務。日本免疫学会評議員、日本炎症・再生医学会評議員、一般社団法人先端医学ウエルネスアカデミー理事。監修書に『「遺伝子スイッチ」を切り替える最高の健康法』などがある。

人は誰しも、その人特有のゲノムという
人間の詳細な設計図を持って生まれてきます
体質や性質、才能はもちろんのこと
病気のなりやすさについても
遺伝が関与している部分があるとわかってきました
疾病は、遺伝と環境の双方が
互いに影響しあって発症します
あらかじめ遺伝要因を知ることができれば
リスクの可視化によって
より適切で効率のいい対処が可能になるのです

DNAは知っている!

人は、十人十色といいます。

見た目はもちろんのこと、体質、性格、気質、才能。そして歓迎したくないことですが、実は病気のかかりやすさまで、さまざまな特徴を持って生まれてきます。

つまり人は、その人をその人たらしめる設計図を、生まれながらに持っているのです。この設計図こそが、いわゆるDNAのゲノム情報というものです。

人間の身体をつくっている細胞は約37兆個あり、そのすべてにDNAという設計図があります。ゲノムとはGene(遺伝子)と-ome(総体)という意味です。どの遺伝子がどのように発現するかの5W1Hが書き込まれている、60億もの文字によって書かれているすべてのDNAの配列情報ことを指しています。

この膨大なゲノム情報のすべてが読み取れる時代になってきました。1人分のゲノム情報の読み取りに初めて成功したのは2003年のことですが、そのときかかった費用は300億円、情報のとりかたによってはその10倍もかかっていたのです。

ところがその後急激なスピードでゲノム情報の読取技術は進歩しました。2007年には1億円、2014年には10万円と、費用もどんどん下がってきたのです。本年度中には6~7万円になるでしょう。

その結果、多くの人のゲノム情報を集めることが可能になりました。それらを分析・解読、そして比較することによって、実にさまざまなことがわかってきたのです。

ある特徴に対して10万人規模のゲノム情報を解読することによって、現れやすい人とそうでない人を分け、現れやすい人に共通する固有のDNAを持っていないか、それは有意差のあるDNAの特徴なのか、さらにそれはどのくらいの影響なのかを解析することで、このDNAを持つ人にはこんな特徴が出やすいというエビデンスが得られます。

ゲノム情報によってどんなことがわかるのか、そしてゲノム情報を利用することで、私たちにどんなメリットがあるのか。

今回は、そのあたりのことをいくつかの事例を出しながら、具体的に説明していきたいと思います。

よく、遺伝か環境か、という議論があります。その人の特徴や個性について、生まれながらに持っている遺伝の影響が強いのか、それとも育った環境や生活習慣が与える影響のほうが強いのか。

これについては、ゲノム情報による研究が進んだことで、各資質における遺伝と環境の影響割合がずいぶんクリアになってきました。

たとえば身長。遺伝要因は8割と、かなり高くなっています。これは人種による差も大きく、日本人男性の持つ身長の遺伝資質は170センチ余りと思われます。ちょうどいまの日本人男性の平均と同じくらいですね。けれど1950年代の平均身長は160センチに満たなかった。

この頃は、栄養不足などの環境要因が大きく関与していたことが考えられます。そうした環境のマイナス要因がほとんどなくなり栄養状態もどんどんよくなった結果、平均身長はグッと伸びました。が、逆にこの20年ほどは頭打ち状態です。これは、環境のマイナス要因が弱くなったことで、もともと影響力のある遺伝要因のほうが強く発現していると考えられます。

ちなみに、欧米の中でもとくに身長の高いオランダ人の遺伝資質は、180センチを超えていると思われますが、戦時中の平均は160センチくらいだったそうです。遺伝と環境は相互に影響しあっているのです。

身長がDNAで決まることが多いといっても、身長に関するDNA情報はひとつではありません。背の高さを決めるDNAはいくつも存在し、それぞれが実際に発現するかどうかは分子の量や活性度の違いによって変わるのです。これは、どの資質においても同様です。

身体的特徴でいうと、筋肉のつきかたについても、遺伝要因が大きく影響します。

筋肉には、遅筋、遅速筋、速筋の3種類があります。この筋肉の比率は生まれつき決まっています。人によって、どの筋肉が多いかが変わってくるのです。

図のように、遅筋は赤筋と呼ばれるように血液が多いのですが、持久性が高い。一方で白筋と呼ばれる速筋は瞬発力に優れています。

つまり同じアスリートでも、遅筋タイプの人は長距離走に、速筋タイプの人は短距離走に向いています。オリンピックのスプリント種目で決勝に残った人の中には、遅筋タイプの人はいません。しかも多くのメダリストを輩出しているジャマイカ人は速筋タイプの割合が99％なのです。ちなみに、速筋タイプの割合は白人が80％、日本人は25％でした。日本人は、遅筋が多い人のほうが大多数です。

これまで日本人がなかなかスプリンターとして活躍できなかった背景

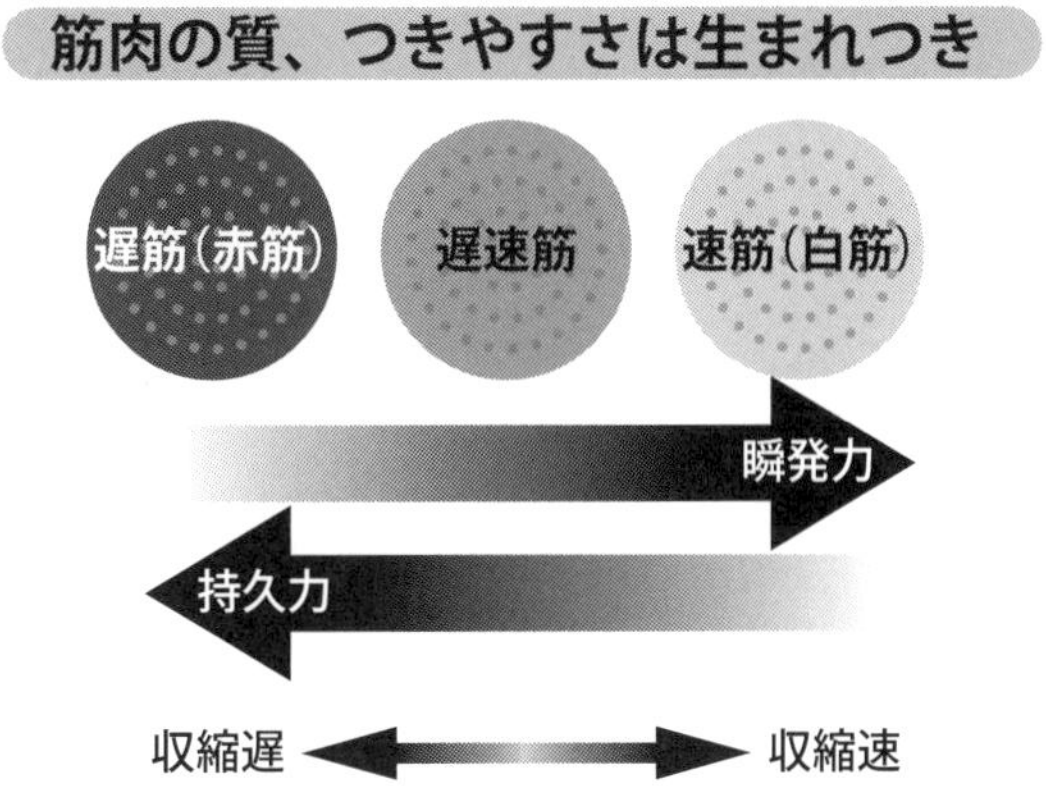

には、こうした遺伝要因があるのです。

かつて日本人はマラソンのほうが得意でした。また、筋肉が太くなるのは白筋のほうなので、スプリンターやパワー系スポーツの人にはムキムキの人が多く、長距離選手にスレンダーな人が多いのもそれが理由です。

最近は、遅筋タイプが多いケニアなどアフリカの人たちがマラソンで圧倒的な強さを誇っています。これはもともと遺伝的に強かったことに加え、彼らが早いうちから高地トレーニングなどを重ねた結果だと思われます。遺伝と環境がうまく影響しあったいい例ですね。

もうひとつ、体質の違いがＤＮＡで決まる例をお話ししましょう。内臓脂肪です。

内臓脂肪が問題視されているのは、内臓脂肪が蓄積されることで体内に放出される物質が、さまざまな生活習慣病の原因となっているからです。内臓脂肪の量は外側からはわからないので、目安のひとつに腹囲があります。いわゆるメタボ診断ですね。

メタボと診断される腹囲の数値は、男性で85センチ、女性は90センチです。女性のほうが緩い。これは、女性はホルモンの関係でもともと内臓脂肪がつきにくいことが理由です。

では米国の男性のメタボ基準はいくつかというと１００センチを超えています。この差はどう説明すればいいのでしょう。

実は日本人の男性は、遺伝的に内臓脂肪がつきやすいことがわかっています。白人は肥満になることが過剰な内臓脂肪のサインになりますが、日本の男性は肥満でなくても内臓脂肪がついていることが多い。

ちなみに、人種的な内臓脂肪のつきやすさには、このくらい差があるといわれています。

日本人〉〉白人〉〉〉〉〉〉〉アフリカ系の人

アフリカ系の人にはほとんど内臓脂肪がありません。そのため、内臓脂肪由来の生活習慣病もあまり見受けられません。

最近の研究では、内臓脂肪のつきやすさは、内臓の筋肉とも関係しているのではないかといわれています。内臓を支える筋肉が発達していない代わりに、脂肪がつくのではないかと。

確かに、先ほどの筋肉のつきかたと人種の関係と、内臓脂肪のつきやすさにおいては、ある種の関連性があるようにも見えます。

このように、体質的な違いは人種の違いとも大きくリンクするため、遺伝要因が大きいことは納得できるのではないでしょうか。では性格はどうでしょう？ 環境要因が多い気がしますよね。

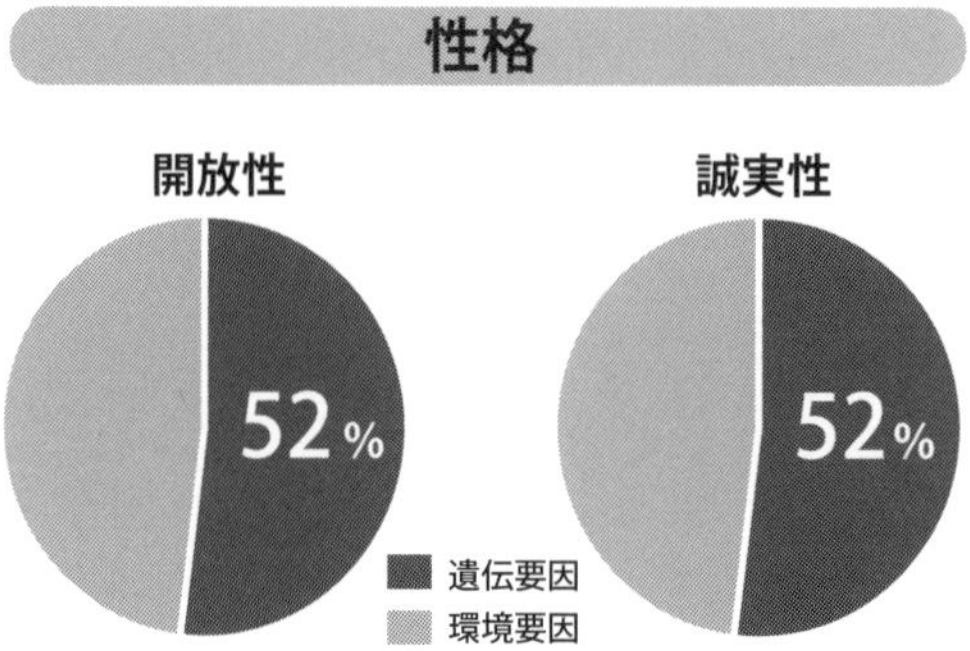

人間の性格を決めるビッグ5というものがあります。外向性、誠実性、開放性、調和性、神経症傾向。人間の性格はだいたいこの5つの要素に分けられるのですが、開放性と誠実性だけとってみても、遺伝要因がかなりの割合を占めています。調和性だけは遺伝要因が36%と環境要因のほうが大きくなっていますが、一般的に性格は持って生まれたものが強く出るようです。

私は3人子どもがいますが、同じ環境で育っているはずなのに、3人とも驚くほど性格が違います。環境や教育が人間の性格に大きく影響を与えるというのは、親や教師の勝手な思い込みかもしれません。

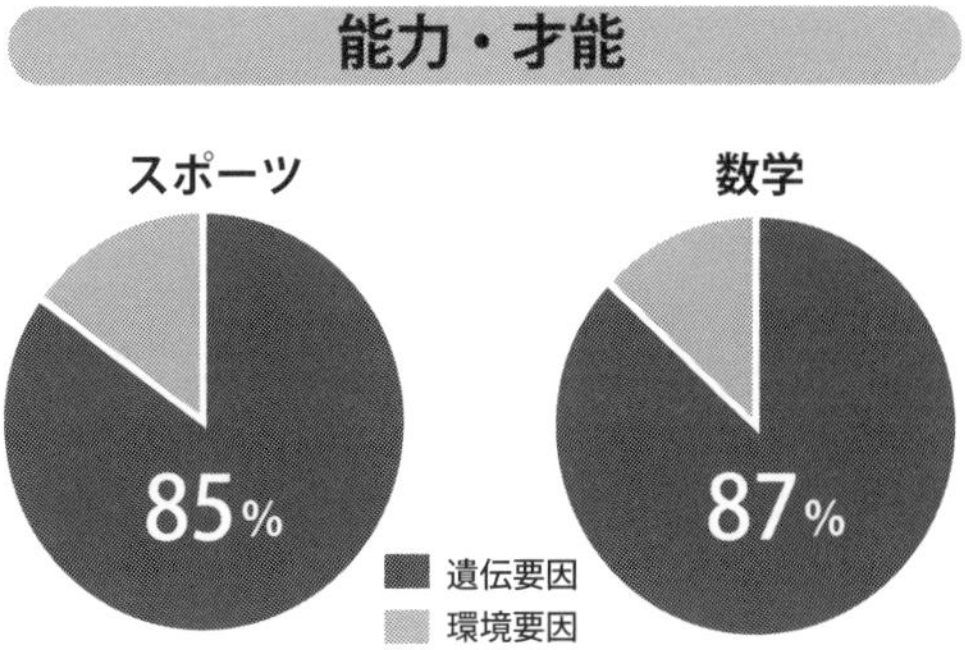

さらに痛感させられるのが、才能に関して遺伝要因が与える割合です。

スポーツや数学の才能については、実に9割近くを遺伝要因が占めています。このほかにも、音楽（92％）や執筆（83％）なども遺伝要因が高い割合になることがわかっています。

かたや、成績（55％）や記憶（56％）のように、環境要因とせめぎあっている要素もありました。

こうした結果を見て、「こんなことがわかってしまうならがんばる意味がない。知りたくもない」と思う人もいるようです。

しかしモノは考えようです。持って生ま

れた才能がわかることで、早くからその才能を伸ばすことができるからです。可能性が高いとわかっていれば、ハードな練習にも耐えられるのではないでしょうか。

逆に、スポーツの才能を生まれながらに持っている人間でも、早いうちから訓練を受けないとトップアスリートまではなかなかなれないでしょう。持っていない人間も、一生懸命練習をすればその分ちゃんと上達します。その事実は変わりません。

いずれにしても、自分の才能はどの分野にあるのかがあらかじめわかっていれば、より充実した人生を送る可能性が高くなります。と同時に、学校の試験のようなものは、毎日コツコツと勉強すればそれなりに結果が出ることも、この解析結果は教えてくれています。

ゲノム検査でわかるのは、自分の運命ではなく、もともと自分が持っているさまざまな傾向にすぎません。それに気づくことで、よりよく生きるために利用することもできるし、対策を立てることもできるのです。

遺伝要因が強い疾病について

あらかじめ知ることで対策をたてられること、それが一番重要な意味を持つのが、病気のなりやすさ、なりにくさについてのゲノム情報です。これが一番気になるところなのではないでしょうか。

まずは、生活習慣病の最たるもの、糖尿病を見てみましょう。遺伝要因はなんと73％もあるのです。疾患においてここまで高い数値が示す意味は、「なる人はなるが、ならない人はならない」という可能性が非常に高いことを示しています。

次はがん。がん全般になりやすいかどうかの遺伝要因は、33％とそれほど多くありません。けれども、がんの種類によっては遺伝要因が強く出る傾向のものもあります。たとえば食道がんです。

心房細動の62％も、かなり高い割合です。心房細動自体は怖い疾病ではありませんが、心房細動によって起こりやすい脳梗塞はその後のQO

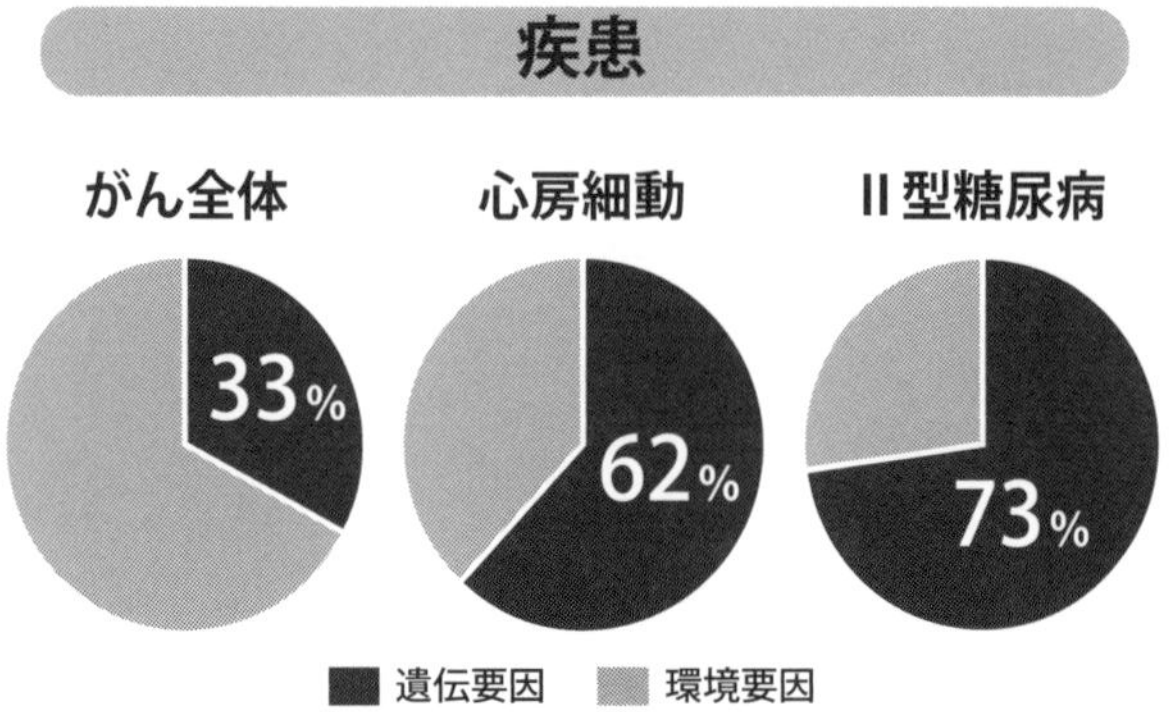

L（生活の質）を低下させるリスクが高いので、注意が必要です。

【Ⅱ型糖尿病】

糖尿病は、根源的な生活習慣病です。糖尿病をきっかけに多くの疾患を引き起こす元凶になりうるからです。糖尿病網膜症は失明の原因の1位ですし、透析が必要になる腎疾患や、手足がしびれる神経障害にもなりやすい。これらが糖尿病由来の代表的病気ですが、そのほかにも、肝臓疾患や心臓病、がんや脳梗塞、認知症といった重篤な病気の引き金になることもよく知られています。

糖尿病に罹患すると平均寿命が短縮

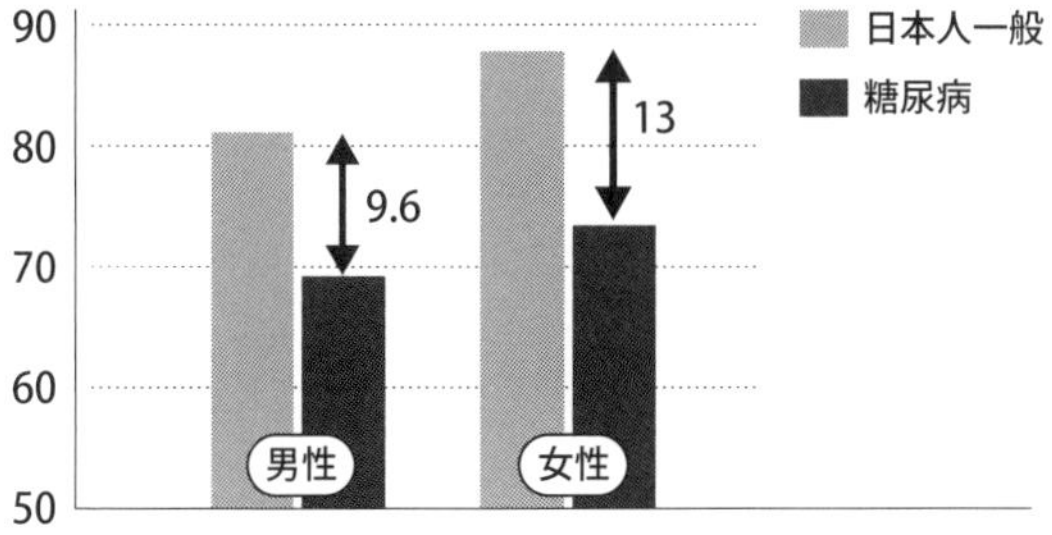

結果、糖尿病患者は平均寿命も大幅に下がることになります。男性で9年以上、女性は13年も寿命が短くなるのです。

糖尿病は、血糖値が異常に高くなる病気です。

通常、人間はインスリンを分泌することで血糖値をコントロールしているのですが、インスリンの量が不足したり、インスリンにうまく反応しなくなることで、血糖が必要以上に増えてしまい、その結果さまざまな悪さを行う。

この理由は、人類誕生ゲノムの旅といいますか、DNA構築の旅といいますか……人類史が背景にあるのです。

人類は、７００万年前に誕生して以来、飢えと外敵によって常に命の危険にさらされてきました。飢えをしのぐには糖をできるだけため込まなければいけないし、外敵とたたかうにはすぐに血糖値を上げて戦闘モードにならなくてはいけなかった。

その結果、人間のＤＮＡは、糖をできるだけ蓄積しようとし、血糖値を上げるシステムもいくつもこしらえたのです。ＡがダメならＢ、ＢがうまくいかなくてもC、といったように、血糖値を高めるメカニズムをたくさん構築しました。

ところが、血糖値を下げるシステムは、インスリンの分泌しかつくらなかった。血糖値を下げなくてはいけない必要性があまりなかったからです。

現代のような飽食の時代は、実は人類の歴史において「ごくごく最近」起こったことです。そのためＤＮＡはその事態に対応しきれていない。つまり糖尿病は、想定外の事態にインスリンが酷使され、その負荷に耐えられずに崩壊してしまった状態といえます。

インスリン崩壊のパターンは二つあります。

ひとつは、インスリン抵抗性。筋肉や脳などの、糖を優先的に必要とする細胞がインスリンに反応しにくくなり、結果、余分な糖と判断されて脂肪細胞にとりこまれてしまうのです。そのため肥満になりやすい。この傾向は欧米人に多く見られます。

もうひとつは、インスリンを分泌する膵臓が疲弊し、分泌量自体が少なくなって高血糖になってしまうパターン。日本人に多いタイプです。日本の糖尿病患者のうち、おおよそ60％くらいの人がインスリン分泌低下型だといわれています。

糖尿病のゲノムの研究は、ここ10年くらいでずいぶん進みました。その結果、やはり日本人の糖尿病患者はインスリンの分泌が低下しやすい遺伝子をいくつも持っていることが判明したのです。

Aという糖尿病を誘発する可能性のあるDNAを持つ日本人が30％い

たとします。ところがそのＤＮＡを欧米人は５％ほどしか持っていない。逆にＢという糖尿病に関係するＤＮＡは、欧米人30％に対し日本人は３％しか持っていなかったというように。

症状が同じでも発症のメカニズムが違う場合は、それに合わせた対処法をしたほうが、より効果的。糖尿病の治療も、人によるのです。

ゲノム検査は、予防にも威力を発揮します。イギリスで発表された有名な論文があります。糖尿病患者ではないが、リスク遺伝子を持っていることが判明した人に対して、毎日30分の運動をしてもらいました。

ちなみにこの遺伝子の保有者は、持っていない人にくらべて糖尿病になるリスクが80％も高くなることがわかっています。ところが、さきほどの30分運動を毎日続けただけで、糖尿病の発症リスクを70％も下げることができたのです。

つまり、あらかじめリスクのある人でも、予防すれば一般の人とあまり変わらない程度にリスクを下げることができるのです。遺伝要因を知ることで、そのリスクを環境（生活習慣）によって克服できたことになります。

【食道がん】

食道がんは早期発見が難しいがんのひとつです。50代から罹患のリスクが上がり、発症しやすいのは70代。のどが詰まる、のどに異物を感じるという自覚症状が出る頃には、手術ができないほど進行していることもあります。

けれど、食道がんになりやすい体質かどうかは、DNAを見ればわかります。アルコールに弱いDNAを持っているかで判断できるからです。日本人は比較的アルコールに弱いことが知られています。アルコールを飲んで顔が赤くなるのは日本人に多く見られる症状で、約半数の日本人にその傾向があります。

アルコールはアルコール分解酵素によって無害化されますが、この処理速度は人によって違います。日本人のうち一定割合はこの分解酵素を持っていないか、あるいは働きが弱いというDNA上の特徴があります。酵素がうまく働かないと、分解の途中で生じるアセトアルデヒドという物質が溜まりやすくなりますが、これは発がん物質です。この物質が蓄積すると必然的に食道がんになるリスクが高くなることがわかっています。

お酒を飲んですぐに赤くなる人は、この分解スピードが遅いというサインなので要注意。アルコールを早く代謝できるタイプかどうか、DNA検査で調べてもらう価値があると思います。

食道がんには、環境要因のリスクももちろんあります。お酒、そしてたばこです。アルコールに弱いDNAの持ち主が酒を飲み続け、たばこも吸うと、一般の人の190倍もリスクが跳ね上がることがあるということを知っておきましょう。

【心原性脳梗塞栓症（心房細動）】

脳梗塞はご存じのように、寝たきりになる可能性の高い病気です。脳梗塞は脳の血管が詰まることで起こりますが、その主な原因のひとつが心臓の病気である心房細動なのです。このタイプの脳梗塞を心原性脳梗塞栓症といいます。

心臓で生じた血栓が、血流にのって脳の太い血管を詰まらせてしまうことで起こるのですが、脳由来の梗塞よりも予後が悪いことが多いのです。実際、心房細動による脳梗塞を起こした人たちは著名人にも数多く見られます。

心房細動は、高齢になればなるほど多くの人に発症することが知られていれています。心臓の心房部分が規則的な拍動をせず、ビリビリとけいれんするように細かく震えて、いわゆる不整脈を引き起こします。不整脈といっても重篤なものではなく、一時的な発作で終わって元に戻ったり、慢性化していても常に不整脈が起こるわけではないので、健康診断で心電図を測っても見つけられないことも多いのです。早期発見はしづらいのが特徴です。

そのため、現在心房細動が顕在化しているのは80万人ほどですが、実際はその同数くらいの隠れ心房細動の人がいると考えられています。自覚症状がなくても、脳梗塞になるリスクは変わらないので、できるだけ早く見つけるに越したことはありません。

ではどうすれば早く見つけられるのか。通常の心電図ではなくホルター心電図といって、1〜2週間くらいの間、心臓の動きを測定し続ける精密検査をすれば、心房細動かどうかはわかります。とはいえ、健康診断ですべての人にこの装置をつけるのは現実的ではありません。そこでゲノム検査です。

心房細動の遺伝要因は62％。かなりの高さです。心房細動に関係するDNAは100種類以上わかっていて、そのDNAをすべて持っている人は、持っていない人にくらべて数百から数千倍も罹患率が高くなります。

ゲノム検査をして自分がこのＤＮＡのいくつかに該当していることがわかれば、その段階でホルターによる検査を受けて確定診断をし、治療を開始することができます。心房細動の治療は服薬とカテーテルの両方がありますが、薬もよく効くタイプの病気です。

早く治療を開始できれば、それだけ脳梗塞の発症リスクも避けられます。あるデータによれば、心房細動の脳梗塞リスクは年間５％ですが、治療することによって０・５％、実に10分の１に抑えられることが判明しています。

このように、早期発見、早期予防にゲノム検査は非常に有効なのです。

疾患のなりやすさ——遺伝要因と環境要因の関係

いままでの具体的な事例を見てきておわかりのように、病気は遺伝要因と環境要因がからみあって発症します。その関係性をわかりやすく表したのが左ページの図になります。

人間は生まれつき、特定の疾病になりやすい遺伝要因を持っている人と持っていない人がいて、その程度には差があります。図でいうと、コップの底のグレーの部分です。上に行けば行くほど、リスクが低くなります。人生がスタートすると、そこに環境要因が加わってきます。右になればなるほど、マイナスの環境要因が大きくなります。

病気は、遺伝要因によるリスクと環境要因によるリスクの合計で起こります。図でいえば、コップからあふれてしまったときに、発症する。

ヘビースモーカーなのに元気な100歳がいるかと思えば、若い頃少し吸っていただけなのに中年になって肺がんになってしまう人がいる。

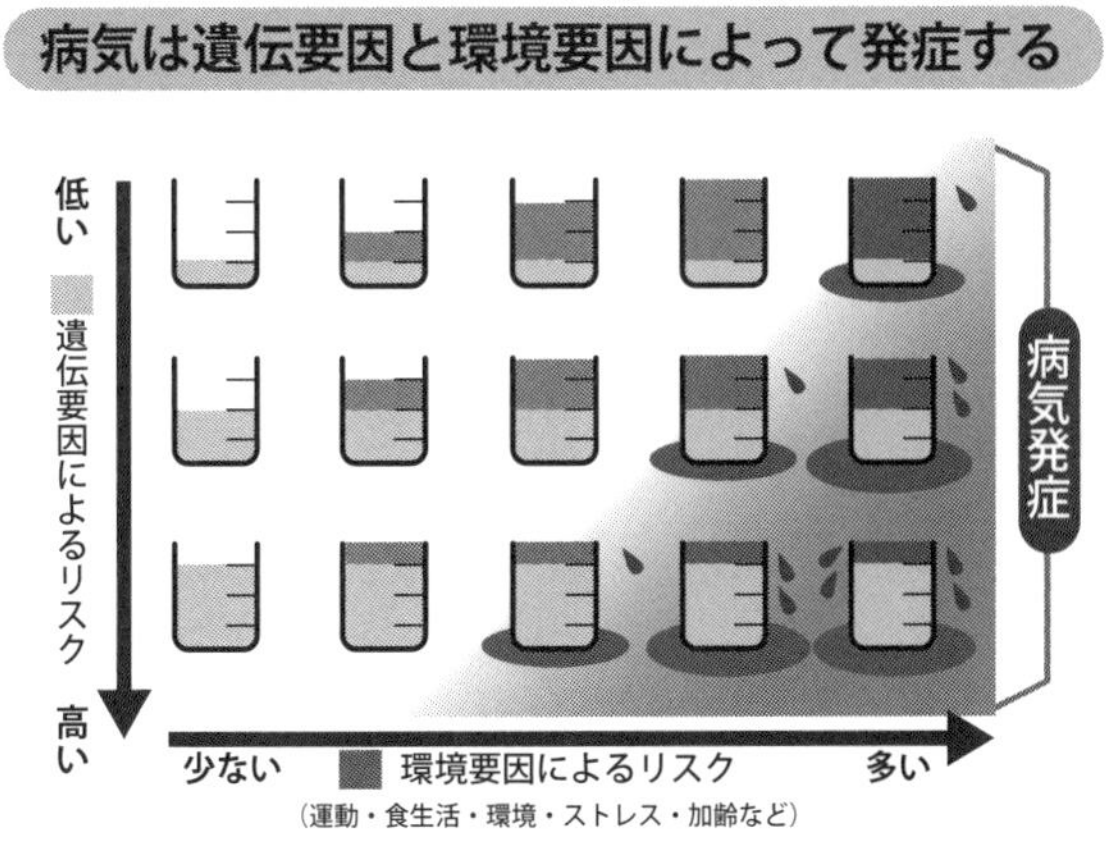

その違いは何なのか、この図を見ればわかると思います。

これまでは、病気予防といえば、横軸の環境要因、いい換えれば生活習慣だけを重視していました。

たとえば、国立がん研究センターでは、がんのリスクを下げる5つの健康習慣を発表しています。

◎禁煙
◎節酒
◎食生活の見直し
◎適切な運動
◎適正体重の維持

この5つを継続すれば、男性で43％、女性で37％もがんのリスクが低下するというエビデンスが出ています。

けれども、より個々人に合わせた病気予防を考えるなら、遺伝要因も加味する必要があります。


ゲノム検査によって自分のグレーはどの程度なのか、そのリスクの可視化ができれば、生活習慣を積極的に改善することで予防できます。さらに、リスクの高いものにフォーカスを当てた、より精度の高い検診を行うことで早期発見・早期治療が期待できます。治療段階では、自分に合った薬を処方してもらうこともできます。さまざまな選択肢がある薬の場合、処方してもらう前に、その薬が自分に効くタイプのものかわかるようになってきました。

つまり、自分の健康に対して、より適切かつ効果的なリスクマネジメントが、予防から治療までトータルにできるのです。

米国では、5年ほど前からプレシジョン・メディシン（精密医療）が始まっています。平均的、標準的な医療ではなく、ゲノム検査によって個々人に合わせて医療をデザインしていく方法です。

日本でも、病気によっては検査をしてからその人に与える薬を決める治療は始まっています。これからはさらに適用範囲が広がっていくと思います。

一方で、健康を損なうプロセスとして、メタボリックドミノという考え方があります。ドミノ倒しは、ひとつが倒れると連鎖的に次々とコマが倒れていく現象ですが、疾患も似たような傾向があります。

始まりは不規則な生活であったり睡眠不足であったり高血圧であったり。自覚症状としてはたいした不調ではないと思うかもしれませんが、確実に危険因子です。それを放置することで連鎖的に体調が悪くなっていき、循環器系疾患や認知症などに行きつき、倒れてしまうのです。

ゲノム検査による予防医療なら、危険因子が積み重なる前に「遺伝・

体質」を調べて、早いうちから積極的に介入することができるので、罹患を回避する可能性が高くなります。

疾病だけじゃない！　ゲノムの有意情報

このように、ＤＮＡは自分を知るための情報の宝庫です。

何も知らないままに漠然と、健康な心身や、自分にできるパフォーマンスを求めるよりも、自分の体質や才能、病気へのリスクを知ることで、これからの生活をよりよいもの、より心配のない状態にできる。

ＡＭＷＡの目標のひとつとなっている、健康寿命の延伸にも大きく貢献できると思っています。

ここまでは、少しかための話でゲノム情報の大切さをお話ししてきたので、最後にゲノムのちょっといい話に触れておきます。

60億の文字で書かれているＤＮＡの配列によって、さまざまなことが見えるようになりました。

たとえば自分の肌質です。シミができやすいのかシワが目立つようになるのか……そんなことも、ゲノム情報は教えてくれます。紫外線にどれだけ抵抗性があるのか、保湿する力はどのくらいあるのか、そういった資質が、ゲノム検査でわかるからです。個々の情報に合わせた、より効果の高い化粧品の開発も始まっています。

睡眠に関する情報もＤＮＡには書かれています。ゲノム情報によって自分に合った睡眠時間や朝型、夜型もわかるようになるので、質のいい睡眠の獲得の一助になるでしょう。

もうひとつ、牛乳の話をします。

牛乳を飲むとおなかがゴロゴロするという人がいます。これは、牛乳の中に含まれている糖質のひとつである乳糖の不耐性から来ています。乳糖をうまく分解できないタイプですね。

赤ちゃんは、乳糖をグルコースとガラクトースに分解して栄養源にできるのですが、大人になるにつれてこの能力が弱くなったり失われたりするケースが増えていきます。とくに日本人は、8〜9割がきちんと消化できないといわれています。そういうDNAを持っている人が多いんですね。

一方、北欧の人は、大人になっても9割の人が乳糖を消化できます。DNAを調べると、その違いがわかります。

これまでお話ししてきた日本の人種的特性、背があまり高くなかったり、スプリンターにはなりにくかったり、内臓脂肪がつきやすかったり、牛乳を飲むとおなかをこわしやすかったり……。

けれど、この乳糖不耐性にはいいこともあるのです。北欧の人は乳糖が消化できるので、牛乳やヨーグルトをたくさん食べると、乳糖の消化吸収率が高いため太ってしまいます。

ところが日本人は乳糖が消化されないまま腸に届くので、肥満の原因にはなりません。もちろんおなかのゴロゴロを引き起こすこともあるの

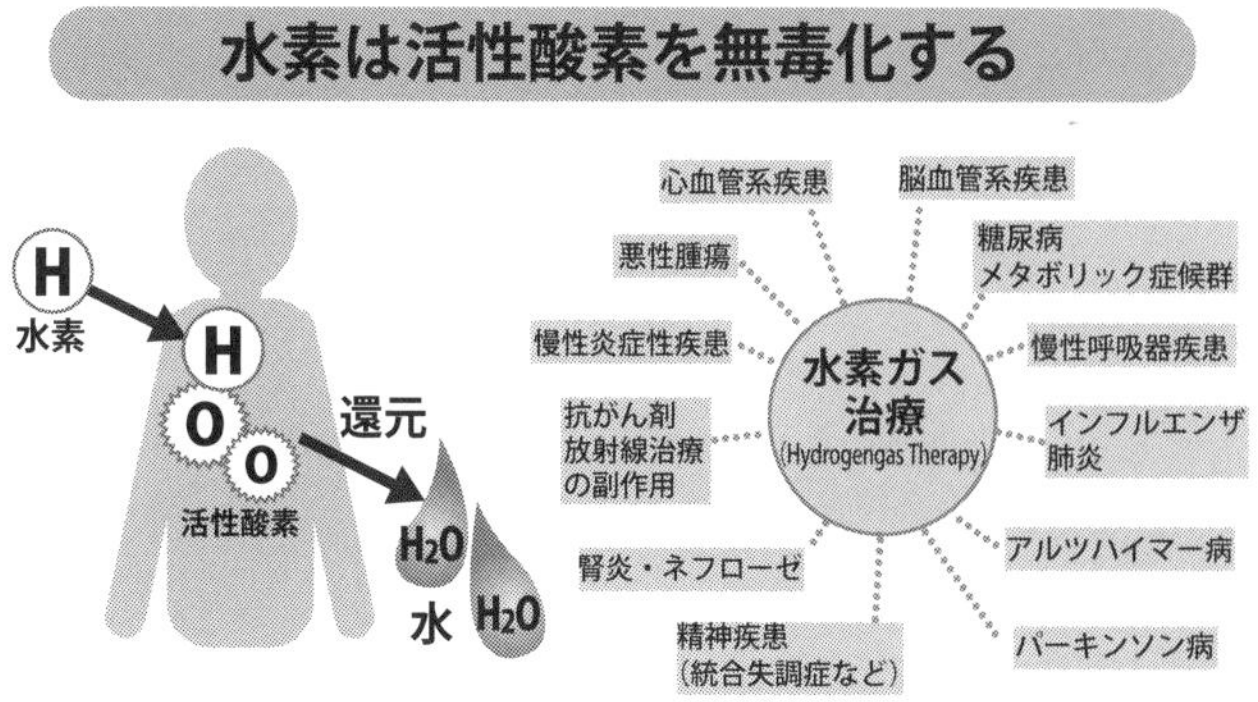

ですが、この乳糖は腸内細菌、とくに善玉菌のエサにもなるのです。つまり、日本人は牛乳やヨーグルトを食べることで、善玉菌を増やすことができる。

さらに腸内細菌にフォーカスを当ててみると、腸内細菌は水素をつくり出す能力があり、一日に1リットルくらいの水素を腸内に出しています。この水素が何をしてくれるかといえば、加齢の元凶ともいえる活性酸素を無毒化する（酸素とくっついて水になる）力を持っているのです。

一般的にはあまり知られていませんが、さまざまな疾患の先進治療のひとつとして水素ガスが使われていますし、水素水も市販されています。

この水素が、牛乳を飲むと大量に発生することが判明しました。水素水と牛乳を飲んだときの呼気中の水素量の比較実験があるのですが、水素水が、飲んだ直後に発生してすぐに少なくなっていくのにくらべて、牛乳を飲むと水素が8時間以上も発生し続けていたのです。

腸内環境は、健康維持のかなめのひとつです。日本人ならではの体質特性によってよりよい環境をつくれるなんて、なかなかいい話ではありませんか。

ただし、これは腸内環境がいい状態にあるときに限ります。悪玉菌の多い腸内環境だと、悪玉菌が乳糖をエサにしてしまうので要注意です。

このような美容と健康に関する要素も、実はゲノム情報でわかるのです。遠い未来の話と思わずに、ＤＮＡやゲノムを身近なものとして関心を持ち、活用していただければ幸いです。

第4章

脳を最大限に活性化し最高のパフォーマンスをつくる睡眠法

伊達 仁人

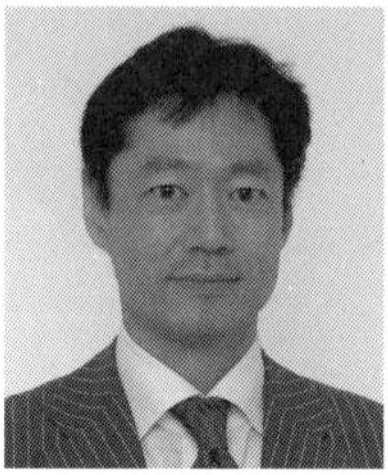

（だて よしと）
慶應義塾大学政策メディア研究科特任准教授
順天堂大学医学部非常勤講師
EMC Healthcare 株式会社 CEO

1969 年、米国生まれ。慶應義塾大学大学院修士課程修了。公衆衛生・医療関連コンサルティングに関わり、海外の各種医療プログラムの開発に従事。現在は情報科学技術をベースとした身体機能管理（疲労やパフォーマンス管理、医療・健康データ活用）プログラムの開発に従事。

睡眠は、パフォーマンスの出来不出来に
驚くほど深く関わっている
にもかかわらず、がんばっている人ほど
睡眠を犠牲にしているのではないでしょうか
睡眠不足は、健康へのダメージのみならず
数々のネガティブ・インパクトを引き起こします
人間の営みは、日中の異化作用と睡眠の同化作用の
両方なくして成立しません
睡眠の質は、人生の質と同義です
このメカニズムについて説明します

間違いだらけの睡眠観

この章では、睡眠がいかに日ごろのパフォーマンスと深く関わっているかをお話しします。おそらくみなさんの思っている認識とは大きく違っているでしょう。

そもそも、睡眠とはなんでしょう。

私は広辞苑が大好きで、いつも最新バージョンを手元に置いて、ことあるごとに調べるようにしています。広辞苑は、版を重ねるごとに時代に応じて少しずつ入る言葉や定義、説明を変えているからです。

では広辞苑で睡眠はどう定義されているでしょう。

眠ること、意識が低下していること、生命維持には欠かせない。これが基本。たとえとして、活動を休止した状態を表すことにも使われています。睡眠についてのこの定義は、基本的に変わっていません。

おそらくみなさんも、睡眠は、日中の「動」に対して「静」もしくは「止」

だと捉えているでしょう。眠っているときは何も活動していない、休んでいるだけ。徹夜する人は眠らずにがんばっている人であり、寝てばかりいる人はただの怠け者である……。

この認識は正しくありません。なぜならよく眠ることは、いいパフォーマンスを引き出すために必須の要素だからです。逆にいうと、睡眠不足は、パフォーマンスの低下に大きな影響を及ぼします。

社会でバリバリ働いている人、活躍している人、がんばっている人ほど、睡眠を軽視し、犠牲にしがちです。睡眠が、生活のなかで優先事項になっている人はほとんどいないでしょう。

その認識を変えてほしい。睡眠がどれだけ大切なのか、睡眠とはどういう活動（まさにある種の活動なのです！）をしているものなのかを理解して、今後の生活やパフォーマンスに活かしてほしいのです。まずは睡眠不足によって社会がどのような影響を受けるのかがわかるデータをいくつか紹介しましょう。

米国のランド研究所、ここは陸軍をベースとした米国の最新のテクノロジーやムーブメントを研究しているところですが、そこの発表によると、日本の睡眠不足による経済的損失額は、年間で1380億ドル（約15兆円）もあるそうです。これはGDP（国内総生産）の2・9％にあたり、その率は世界で第1位。ちなみに2位は米国で、GDPの2・28％を損失しているとされています。

日本での研究もあります。少し古いデータですが、日本大学の医学部の内山真教授が2006年に算出した不眠症、睡眠不足による年間損失額は3兆665億円としています。これは、ある化学メーカーの従業員を対象に行った調査で、その内の有効回答3075例を分析したものです。ここでは、睡眠不足によって引き起こされる現象、たとえば作業効率の低下、欠勤などの影響、交通事故の有無や程度などから算出していました。

医療的損失のデータもあります。健康保険組合連合会（健保連）が実施した調査（平成27年度厚生労働省保健局）によると、心疾患、脳血管疾患、糖尿病を合わせた生活習慣病にかかる医療費は約4291億円となっており、疾病と睡眠不足の関係はさまざまな研究でも指摘されています。これらの調査はどちらも日本人によるものなので、個人的にはわりとやさしい、もっといえば手ぬるい数字だと思っています。もしいま、政治経済学者・社会学者・医学者がチームとなって調査したら、倍くらいの金額をたたき出してくるのではないでしょうか。

ここでいう睡眠不足は、おおむね5時間未満の睡眠を指しています。では、5時間睡眠が3〜4日ほど続くと、人間はどうなるのか。

日中の覚醒度が正常な場合を100とすると、睡眠不足のときは70%くらいまで下がるといわれています。覚醒度とは、刺激に対して、どのくらい正確に反応できるかということです。70%という覚醒度は、ビール大ビンを1本飲んだのと同程度。つまり、運転していたら飲酒運転で捕まってしまうくらいに覚醒度が落ちているわけです。

ちなみに睡眠不足による交通事故は、飲酒運転による交通事故と同じくらいの割合で起きているといわれています。

さらにシビアなデータを紹介しましょう。これは、医師を対象とした調査です。睡眠をとったグループと徹夜したグループに分けて、脳のMRIをとって比較したものです。徹夜したグループは睡眠をしっかりとったケースと比較して20％ミスが多く、かつタスク（仕事・作業）の完了に14％時間が多くかかったと報告されています。つまり、業務効率の悪化とミスの確率が上昇したということです。被験者は20〜30代の若者です。若い医師でもこれだけの影響があると考えると、中高年での影響は……恐ろしいですね。

さらに驚くのは、海馬の活性度です。海馬は短期記憶をつかさどるところですが、その性能が落ちます。そして、睡眠不足が続くと海馬自体が小さくなることが観察されています。簡単にいうと記憶力が悪くなるということです。

睡眠不足と脳活動（脳全体の活性）

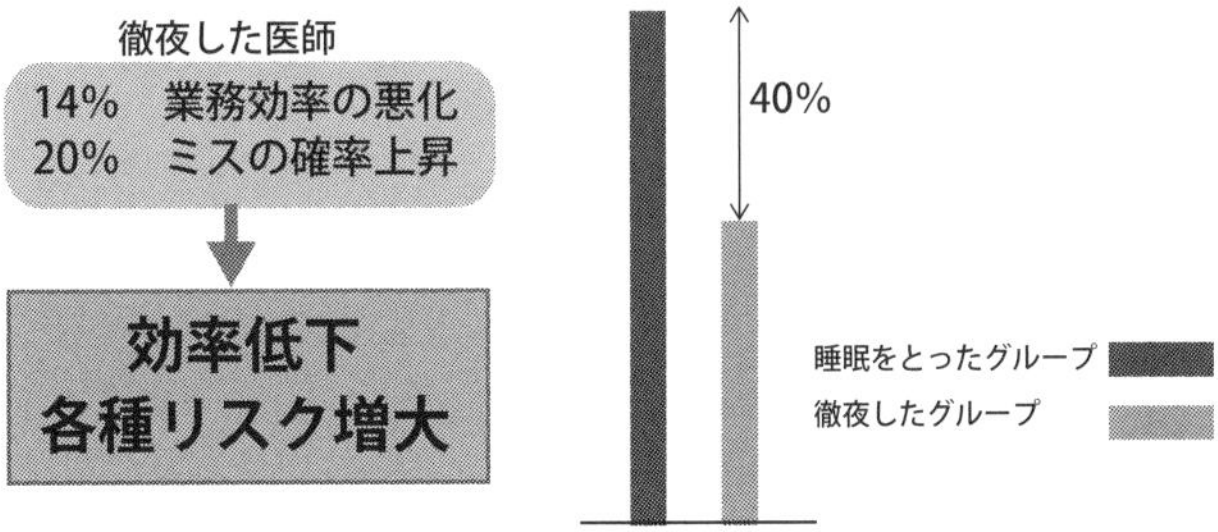

睡眠不足と判断力（海馬の活性）

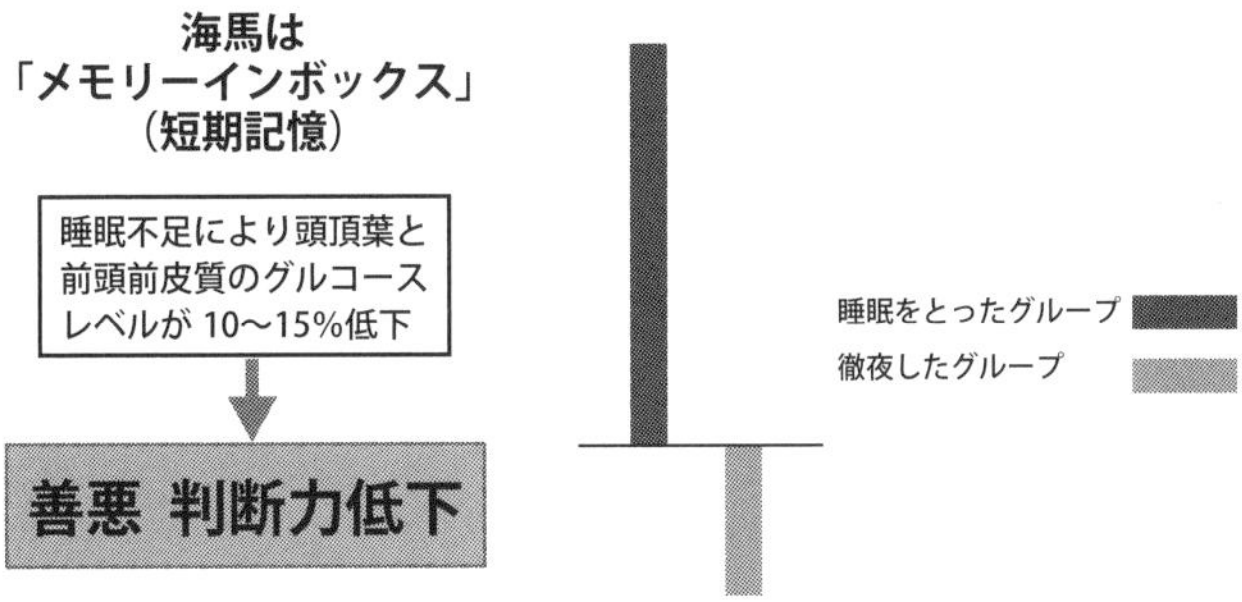

そして、もうひとつは扁桃体です。ここでは、睡眠不足によりネガティブな情動刺激に対して反応しやすくなります。つまり、不安や抑うつ傾向が高まります。物事を建設的に考えたり、難しい局面を最善の策で乗り越えることが難しくなります。

このように、睡眠不足は、社会活動において多大なるネガティブ・インパクトを生じさせます。

睡眠不足によって起こるリスクは、次の通りです。

■認知機能および記憶力の低下
■判断能力の低下
■創造性の低下
■共感性の低下

つまり、間違った決定を下したり、あれこれ迷ったり、いいアイデアが浮ばなかったり。それどころか相手を思いやることができず、相手のネガティブなところばかりが目について、さまざまなハラスメントにつながることもあり得ます。

睡眠不足の一番の問題は、その自覚がないことです。なんとなくモヤモヤしたり、気分の浮き沈みがあったり。物事に対して、ネガティブな発想ばかりしてしまっていても、その原因が何かなんて気にしないですよね。それが自分だと受け入れてしまいます。自分の身体の変調に敏感な人は、なんだかおかしいぞと感じるかもしれません。けれどもそれが、睡眠不足による不調だとは気づかないのです。

反対に、みなさんのまわりにいる不愉快な人のことを思い出してみてください。その人はもともとそういう性格なのか、それとも、睡眠不足という環境がそうさせているのか。その人の、善悪の判断がつかないような横柄なふるまいの背景には、もしかしたら睡眠不足があるのかもしれない……そう考えると、その人への認識も変わるかもしれません。

睡眠不足というのは、私たちの気づかないところで、そのくらいのネガティブ・インパクトを社会生活に与えているのです。

睡眠不足が身体に及ぼす困ったこと

睡眠不足は、脳機能以外にも身体にいろいろな悪さをします。その一部を紹介します。

【ケース1　健康維持に重要な役割を担うNK細胞】

NK細胞（ナチュラルキラー細胞）は、体の中の病原菌や異常な細胞を見つけ出し、攻撃し、身体を守る特殊部隊です。このNK細胞の活性度を、4時間睡眠と7時間睡眠の人でくらべたところ、前者は70％もの不活性を示したというデータがあります。また、各種ホルモンの分泌が低下し、その結果免疫力が落ちることもわかっています。

【ケース2　概日リズム】

睡眠不足になると、概日リズムが狂います。いわゆる体内時計がおかしくなるのです。体内時計が変調をきたすと、循環器系の疾患リスクが高くなります。サマータイムは、日が長くなる春夏に標準時間より1時間早める制度ですが、体内時計の変更を余儀なくされることと同義です。結果、毎年サマータイムが実施されている欧米では、サマータイムに移行する春に循環器系疾患が24％以上増加し、終了する秋には20％減少するという、有意差を示すデータがあります。

【ケース3　性と生殖】

5時間睡眠の人と7時間睡眠の人のあるものをくらべた注目すべきデータがあります。睾丸の大きさの平均が前者のほうが小さくなるのです。男性ホルモンであるテストステロンの分泌量も＋10歳の数値になる、つまり男らしさが減少します。当然、生殖能力も低下。この傾向は女性の生殖機能でも同様です。

【ケース4　アルツハイマー型認知症】

アルツハイマーは、脳にたまったアミノロイドβというたんぱく質の一種が原因のひとつとして考えられています。本来、不要な毒素として夜間に脳から排出されるものなのですが、睡眠不足によって排出がうまくいかず、蓄積することで罹患するのではないか、ともいわれています。

少し難しい話をしますと、脳には、身体の老廃物を排出するリンパの働きに似た、グリンパティック システムという機能が備わっています。脳脊髄液（ＣＳＦ）が脳の中にある毒性たんぱく質を洗い流す、いわば自浄作用なのですが、このシステムは眠っている間に効率よく働くようになっています。

脳は、睡眠中に萎縮してすき間ができるそうです。このすき間に脳脊髄液が一気に流入して、日中の覚醒時に脳が活動することによってできるさまざまな老廃物を取り除き、体外に排出します。日中も多少は排出されますが、そのボリュームたるや睡眠中には及びません。

たとえば昨日ぐっすり眠れていれば、すっきりと目覚めて気分は最高、日中も１００％覚醒してフル活動できるでしょう。これは、睡眠の短期的効果です。

同時に、毒物の蓄積を防ぐという、睡眠の長期的な効果も非常に重要です。長期的ゆえに日々の変化は微量かもしれません。が、その微量なネガティブ・インパクトが継続するとどのようなことになるか。その結果例のいくつかがケース1から4にあることが、おわかりいただけるのではないでしょうか。

あなたが、朝すっきりと目覚められないようであれば、もしかしたら睡眠時無呼吸症候群かもしれません。このような朝が続くようであれば、ぜひ睡眠外来に相談してみてください。

「睡眠負債」という言葉があります。睡眠不足が借金のように重なって、さまざまな不調を引き起こすことを指しますが、私はこの言葉は間違っていると思います。

なぜなら、負債、借金であれば返せばいいと勘違いしてしまう。寝不足を解消するために寝だめをするという発想がありますが、それは無理です。短期的効果は取り戻せたような気になるかもしれませんが、長期的効果は取り戻せません。睡眠不足によってネガティブになった分はもとに戻らないと考えておいたほうがいいと思います。少なくとも、いまの医療技術では、そう考えるのが正しいでしょう。

睡眠が担う機能は、脳内だけでなく、他の体内活動にもおよびます。眠っている間に、脳および体内の各種機能のメンテナンスを行い、翌日に向けて再統合を行う。これを毎晩、日々、年々、生きている間ずっと行っているのです。

睡眠が関与している分野は、次のようなものです。

■脳（高次機能・記憶）
■運動
■自律神経
■腸内環境・活動（代謝）
■内臓の働き
■内分泌

要は、生命活動のすべてといっていいでしょう。これは、日中の覚醒時と対比するとよくわかります。

日中は、脳も神経も内臓も内分泌もしっかり覚醒し、食事や運動、仕事や勉強などからさまざまな刺激を受け、それを分解しながら活動しています。医学的にはこれを異化作用といいます。

そして睡眠時。心身を休ませながら、日中に受けた刺激をきちんと整理して、取捨選択しながら必要なものを再合成する。メンテナンスと再統合です。これを同化作用といいます。

だからこそ、睡眠中の活動が、日中の活動に反映されるのです。睡眠中にしっかりとメンテナンスと再統合ができていない頭と身体では、いいパフォーマンスができるわけありません。

飛行機やロケット、F1のスポーツカーなどを考えてみてください。活動が複雑でハイレベルであればあるほど、活動していない間のメンテナンスをしっかり行わなくてはいけない。メンテナンスがきちんとできていなければ、パフォーマンスの低下だけでなく、生命のリスクにさらされることもあるからです。

覚醒時の活動が深く大きいほど、夜間はしっかりと睡眠をとらなくてはいけない。「元気だから寝なくていい」のではなく、「元気だからこそもっと寝なくてはいけない」のです。

本当に眠っていますか？

では、あなたは何時間寝ていますか？

そう聞かれたら、眠りについた時刻と起きた時刻から計算して答えますよね。メジャーゾーンは5時間から7時間くらいでしょうか。けれども私たちは、自分が思っているほどには眠っていないのです。

ＰＳＧ検査というのをご存じですか。睡眠時無呼吸症候群などの睡眠障害を調べるものですが、睡眠の状態そのものも測定できます。

脳波、呼吸、心拍、心電、筋電、眼球運動などの生態活動を一晩中モニタリングすることで、その人の睡眠状態がわかるのです。この検査でわかる睡眠時間の精度が10割だとすると、自分で自覚している睡眠時間の把握精度は半分程度です。最近は、アップルウォッチやフィットビットなどのスマートウォッチで睡眠時間を測定してくれるアプリがありますが、それも6～7割程度でしょう。その理由はどこにあるのか？本人の睡眠意識との差はどこから出てくるのか？

レム睡眠とノンレム睡眠という言葉を聞いたことがあると思います。ざっくりいうと、レム睡眠は浅い眠り、ノンレム睡眠は深い眠り。レム睡眠時には眼球が動いていますが、ノンレム睡眠時には動きません。

睡眠は、この二つの眠りを繰り返しています。眠り始めるとまず深いノンレム睡眠に至り、次に浅いレム睡眠になります。これが1セット。個人差はありますが、1セットが短い人で80分程度、長い人は100分を超えると考えられています。

ノンレム睡眠はさらに3段階（S1～S3）に分かれます。眠り始めは段階的に深い眠りに落ちていき、最初の2セットのノンレム睡眠は一番深い眠り（S3）になります。その後はノンレム睡眠自体も、レム睡眠をはさんで時間とともに徐々に浅くなっていき、やがて自然に目覚めるようになっています。

これが睡眠のサイクルです。レムとノンレムにはそれぞれに役割があり、1セット単位で有効に機能します。理想は、1セットを5回繰り返す、つまり7時間半くらい眠ることだといわれています。睡眠の重要な役割である体と脳のメンテナンスと再統合のプロセスがしっかり機能することで、日中素晴らしいパフォーマンスを発揮できるのです。

反対に、4セット以下の睡眠が週4日以上続くと、心身にネガティブ・インパクトが起こります。もちろん個人差はあります。実際、3時間睡眠でも平気という人もいます。その人にふさわしい睡眠量や、朝型か夜型かといった特性は遺伝子で決まっているという話もあります。短時間睡眠の人たちは、おそらく最初の2セットの深くて質のいい眠りを効率よく獲得しているタイプなのかもしれません。

ただし、そういう人でも、たとえばいつも2～3時間しか眠らなかったといわれるナポレオンも、私は〝マイクロスリープ〟を起こしていたのではないかと疑っています。

マイクロスリープとは、日中に突然起こる現象で、周囲が見て居眠りだとわかる状態から、起きているように見えて実は睡眠時と同じくらい意識が低下している状態まであります。時間にして数秒から数分のことですが、これは非常に危険な状態です。このときに交通事故や致命的な作業ミスと遭遇することもありえるからです。やはり基本は、1セット×5を目標にしたいものです。

一方で、理想としている7時間半の睡眠をとっているにもかかわらず、起床時の体調がいまひとつということも多いはずです。それはなぜなのか？

ＰＳＧ検査やアプリなどで調べてみると、１セットの中に2回くらい覚醒の時間があったりする。つまり、90分から１００分で連続すべき睡眠時間が確保できていない状態です。これではよく眠れているとはいい難い。

左のグラフは、比較的よく眠れている人（Ａ）と、中途覚醒が多い人（Ｂ）の、一日の睡眠を記録したものです。グレーの部分が眠れている時間を示していますが、よく見るとブツッと切れてバーコードになっている部分がある。これが中途覚醒、アウェイクといわれるものです。本人は意識していない、覚えていないと思いますが、脳波はほぼ起きているのと同じ状態です。

Ａさんはアウェイクがほとんどありません。☆部分では一回も見られない。これは、百点満点の睡眠です。パーフェクト。翌朝はすっきりと起きられたはずです。

ところがＢさん。一見しただけでも睡眠時間が不規則なことがわかり

一日の睡眠を記録

Aさん（よく眠れている人）

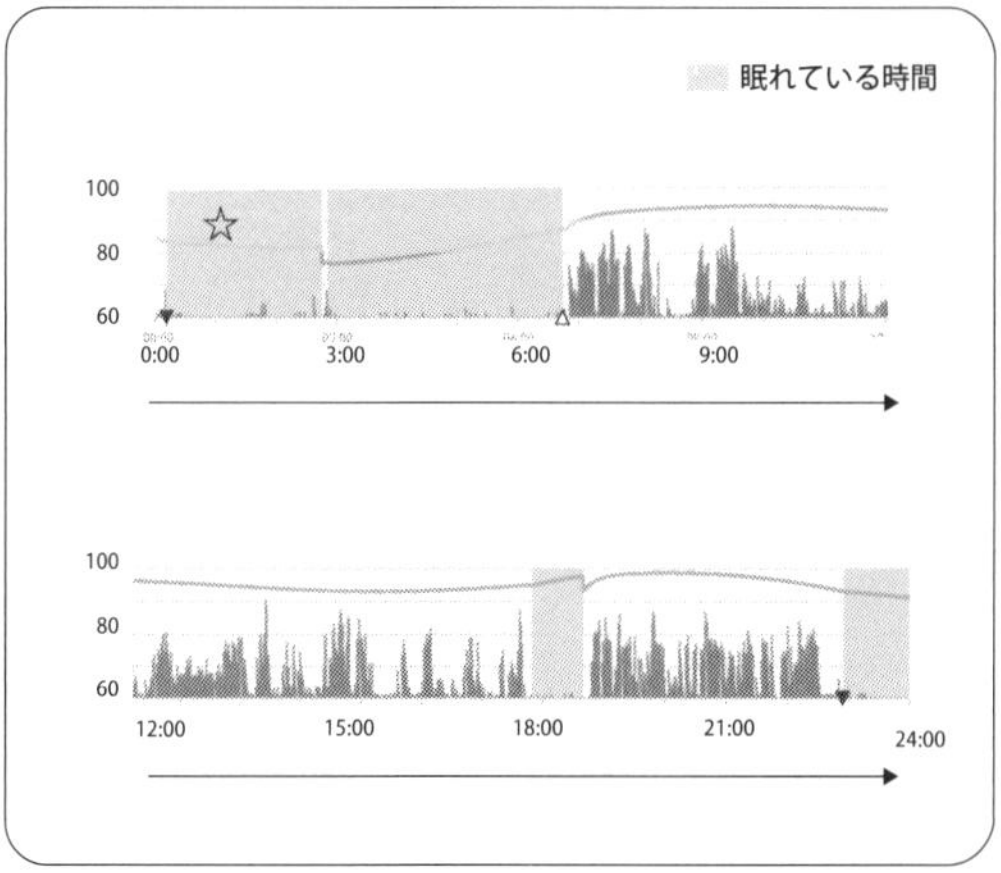

Bさん（中途覚醒が多い人）

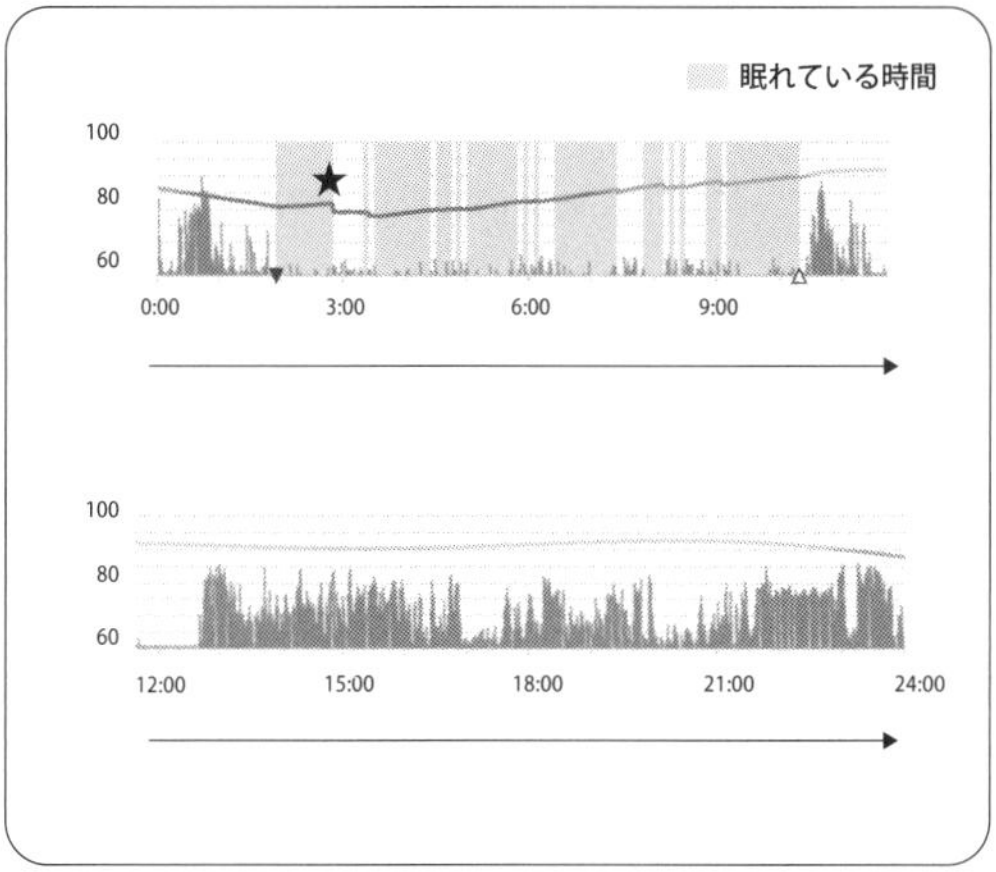

ます。そして★部分では、寝不足を解消しようとしたのか、8時間半以上も寝ています。ところが非常に中途覚醒が多い。グレーの睡眠が頻繁に断ち切られています。長時間寝ているにもかかわらず、ノンレムとレムのセット時間が1セットも確保されていない状態です。日中のネガティブ・インパクトが心配されます。

Bさんのようなパターンは、睡眠時無呼吸症候群の人に多いです。あとは深酒。寝酒をする人に見られる傾向です。寝つきがよくなるので飲酒が欠かせないという人は要注意。酔いによる睡眠圧が起きているだけで、実際は眠りが浅く、深い眠りに入れないばかりか中途覚醒が頻繁に起きているのです。

睡眠不足が延々と続くと、ノンレム−レムという睡眠の1セットさえ崩れて、レム睡眠ばかりの眠りになることもわかっています。理由はまだ解明されていませんが、これでは「眠れた」とはとてもいえません。よい睡眠というのは、ノンレムとレムがひとつながりになっていること、かつ、そのセットが5セット確保できることになります。

もしくは、たとえセット数が少なくても、ノンレムとレムが中途覚醒によって断ち切られることなくスムーズに続いている状態であれば、いい睡眠が確保されたことになります。

しっかり眠れているかどうかは、データをとらなくても目覚めたときのすっきり感でわかりますが、自分の睡眠状態を客観的に見るためにはアプリも有効でしょう。今後は精度もより上がっていくと思います。

あるいは、睡眠日記をつけるのも手です。要素は、寝入った時間、起きた時間のほか、寝つきや起床時の際の自覚症状、起床時の血圧、加えて日中強い眠気を感じたかどうかなど。私はつけていますよ。それを食事や運動、飲酒などと反映させると、ポジティブな眠りを促すものは何か、ネガティブに働くものは何かがおのずと見えてくるからです。

もっともこういう記録をつけること自体がストレスになっては意味がありません。多くの人に伝えたい最優先事項は、毎晩の睡眠の質をいまより高めてみませんか、ということにつきます。

眠りの質を高めるために

ではどのようにすれば、よく眠れるのでしょう。

よい睡眠のために必要なのは、深部体温を下げ、脳への無駄な刺激を避けることです。いい換えれば、交感神経を優位にしない、アドレナリンを上げない。具体的には、食事と入浴は早めに終える。睡眠に入る90分前にはすませるようにしてください。

そして寝る前の90分はスマホやパソコンを見ない。SNSのチェックもブルーライトも脳に強い刺激となります。手元にあるとつい見てしまう人は、寝室には持ち込まないくらいのつもりでいてください。寝室には何もおかずに寝具だけ、というくらいがベストです。

明かりは完全に消して、カーテンも遮光性のあるものに。温度（22℃

ぐらい）や湿度（50％ぐらい）は一定にしておくのが理想的です。

一般的に日本人は寝室の環境に関して無頓着で、それが日本人の睡眠の質を下げる要因にもなっています。もし騒音や明るさなどが遮断できない環境であれば、良質のアイマスクと耳栓を用意してほしいと思います。私も実際に、いろいろと試してみました。その中で一番効果のあったもの、それは瞑想です。瞑想をすると、脳への無駄な刺激を避けることができる。

ちなみに、脳が一番高ストレス、一番負荷がかかっている状態は、どんなときだと思いますか？　何かに夢中になっているとき？　嫌なことをしているとき？　答えはＮＯです。脳は、そういうときこそ目的に向けてほかの要素をそぎ落とし、効率よく動かすようになっています。無駄な負荷はかかっていない、いわばエコモードの状態です。

一番負荷がかかるのは、じつはぼーっとしているときです。脳はつねに活動しているので、本人が何かしらの意思を持てばそれに集中すべく働きますが、何も考えずにぼーっとしていると、脳はあっという間にどこからともなく押し寄せてくる雑念でいっぱいになります。好むと好まざるとにかかわらず、脳波がフルモード状態になり負荷もマックスに。

似たような状況として、寝る前に何も考えていないつもりでいても、あれこれ雑念がわいてきて、結局眠れなくなってしまうという経験は、誰もがあるのではないでしょうか。

これを避けるのが、瞑想です。瞑想といっても、特別にストイックなものではなく、脳が睡眠モードに入るための準備をするのです。具体的には、まずは自分の呼吸に集中すること。ほかの刺激を閉ざすイメージです。常に呼吸をしながら自分の身体に意識を向けます。

このとき、身体をスキャニングするようなイメージを持つと集中しやすくなります。方法は、1分間ゆっくりと「吸う」「吐く」を繰り返しながら、「頭」「目」「鼻」「口」「胸」「お腹」「お尻」「ふともも」「ひざ」「足」……と、順にゆっくりと意識を向けていくのです。

慣れないうちは、気が緩むとすぐに雑念が入り込んでくるものですが、そのときも慌てずに、ゆっくりと呼吸に集中しましょう。拡散と集中を繰り返すうちに、集中に導くことができるようになります。

寝る前の90分間の過ごし方も大切ですが、起きてからの90分もゆったりと過ごしたいところです。覚醒モードから睡眠モードに入る際にクールダウンが必要なように、睡眠モードから覚醒モードにシフトする際も、ゆっくりとしたウォーミングアップが必要なのです。朝はどうしてもあわただしくなりがちですが、その日に大切な予定がある、もしくは今日はよいパフォーマンスを上げたい。そんなときこそ、睡眠の質と同様に、起床時の過ごし方で結果が変わってくるからです。

ちなみに、睡眠から覚醒への移行の際、コルチゾールというホルモンが働き、覚醒するための手助けをしてくれます。起床後30分前後に分泌量がマックスになるのですが（起床時コルチゾール反応）、毎朝起きる時間が決まっていたほうがスムーズに分泌が促されます。

休みだからと寝坊したり、反対にその日だけ無理に早く起きようとすると、コルチゾールの分泌時間とずれた時間に起きることになるので、結果的に「すっきり」起きることができず、その日がネガティブなものになりがちです。睡眠時間が不安定な人こそ、少なくとも起きる時間は一定にするようにしましょう。

そして起きたらまず、朝日をしっかりと浴びること。概日リズムが整います。睡眠不足の大きなネガティブ・インパクトである概日リズムの乱れは、逆にいえば、起きる時間を一定にして朝日を浴びることで、かなり解消されるはずです。

また、自分の睡眠の1セットの時間がだいたいわかっている人は、起床時間から逆算して眠る時間を決めるというのも手です。

たとえば自分のノンレム－レムのセットが90分で、毎朝6時に起きる習慣をつけたければ、5セット確保するためには夜の10時半には眠りにつくのがベストです。けれどそれが無理だった場合、慌てて11時に寝るよりは、余裕を持って12時に眠るほうがいい眠りを獲得できると考えるのです。

あえていえば、日中のイベントプランでスケジュール管理をするのではなく、就寝時間と起床時間から、日中のタイムマネジメントを行うというアプローチをしてみる。睡眠の質を上げることで、イベント自体のパフォーマンスが上がるというアプローチです。発想の転換ですね。睡眠の管理をすることが、日中の活動の管理につながります。

次ページの図はその考え方をまとめたものです。医療的な介入も、睡眠を分析する各段階で可能になるし、介入することでいろいろなことがさらに解明されるでしょう。アップデートされた情報をキャッチすることも大切です。

こうした情報に基づいた睡眠の管理は、30代後半になったら誰もが重要なことだと思っています。もちろん自分のパフォーマンスを上げたいなら、10代でも20代でもしっかりと睡眠の管理をしてほしいですね。若

睡眠管理の基礎的考え方

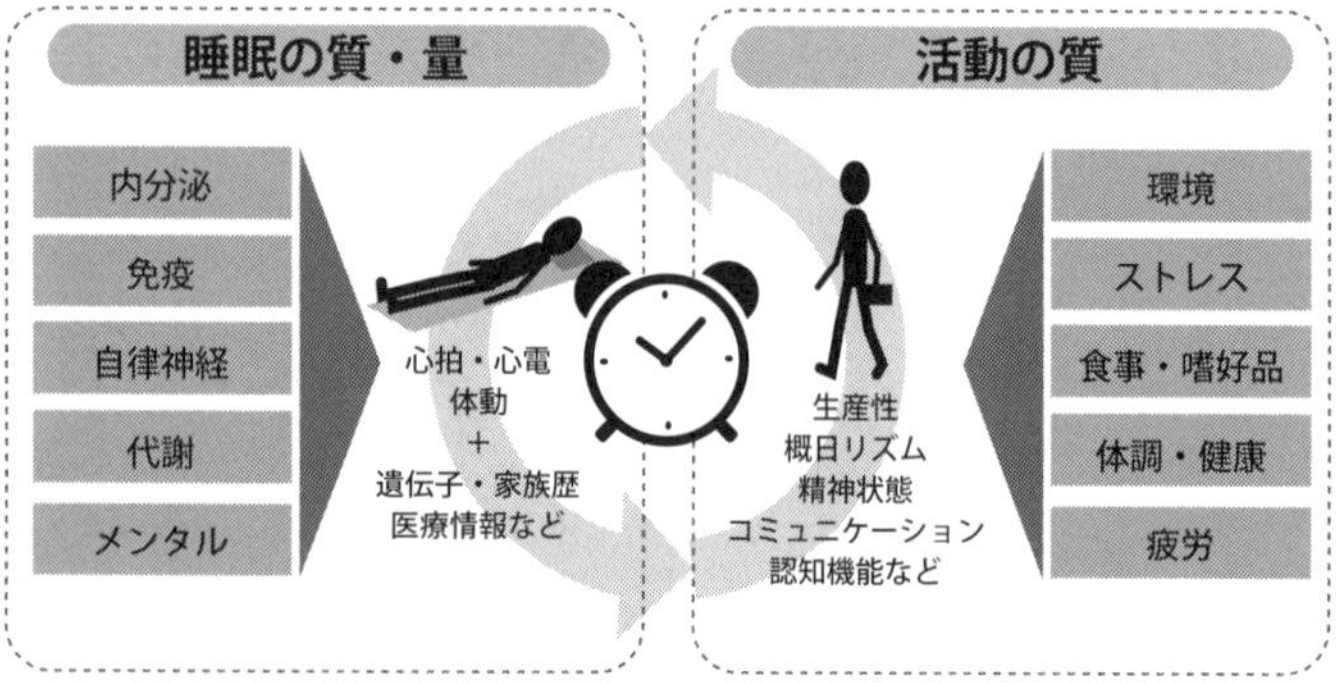

いからといって、徹夜などをしないでほしいです。

睡眠は犠牲にすべきものではなく、活用すべきものです。人生の3分の1は眠っているのに、その時間がネガティブ・インパクトの原因になっていては、あまりにももったいない。睡眠をマネジメントできるか否かで、人生の生涯価値は大きく変わるでしょう。

ただし、そうはいっても、多忙な日々のなか、これまでの生活を変えていきなりノンレムとレム睡眠を5セット確保できるかといえば、そんな人はそうそういないと思います。そのような多忙な人におすすめしたい眠りがあります。仮眠です。

仮眠というと、夜勤中のひと休みというイメージがありますが、ここでいう仮眠は、日中のパフォーマンス低下を防ぐための、昼寝にあたります。日中の仮眠です。

概日リズムにおいて、人間は日中でも自然と眠くなる時間帯が2回あります。おおむね午後1時から2時と午後4時から5時の間ですが、この時間帯のどちらかに、15分から30分ほど仮眠をとるのです。

この午後のショートスリープが、夜の睡眠の1セットに匹敵する効果があることがわかってきました。というのも、短時間ではありますが、活動期の日中にあえて眠ることで、起床時からそれまでにたくさんの刺激を受けて活動を続けている脳を、いったんリセットすることができるからです。酷使して、いわばいっぱい水を吸ったスポンジのようになった脳をギュッと絞ってあげて、再度吸収力を上げるイメージです。

睡眠不足になりがちな人ほど、午後のショートスリープを日課にしてほしいと思います。自覚がないまま意識が飛んでしまうようなマイクロスリープの経験者であれば、なおさらです。

ただし、このショートスリープの効果を上げるためには、睡眠後に必ず日光か強い光を浴びなくてはいけません。しっかり覚醒することで、初めてその後の作業もスムーズにはかどります。

眠るのが難しかったら、瞑想でもかまいません。呼吸に集中して、脳を休ませてあげましょう。ショートスリープほどではありませんが、脳の活動をいったん休ませることで、それまでの雑多な情報をいったん整理して記憶として処理することができます。

睡眠の質がよければ、人生の質も上がります。これからはぜひ、日中の活動と同様に、もしくはそれ以上に睡眠に意識を向けて、自分の人生の可能性とパフォーマンスをよりブラッシュアップしてください。

第 5 章

血液からアプローチし
体調や栄養管理をする法

雪下 岳彦

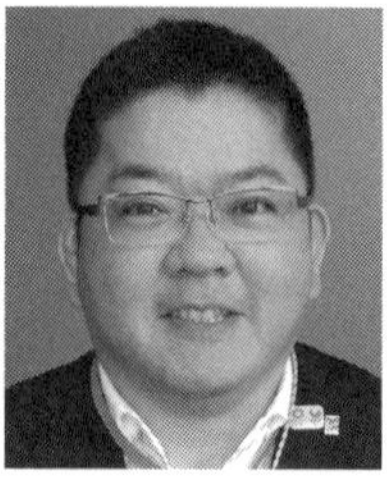

（ゆきした たけひこ）
順天堂大学 医学部＆スポーツ健康科学部 非常勤講師
医師・医学博士

1996年、順天堂大学医学部在学時にラグビー試合中の事故で脊髄損傷となり、以後車いすの生活となる。1998年、医師免許取得。順天堂医院精神科にて研修医修了後、ハワイ大学（心理学）、サンディエゴ州立大学大学院（スポーツ心理学）に留学。2011年、順天堂大学大学院医学研究科にて自律神経の研究を行い、医学博士号取得。2016年から18年まで、スポーツ庁参与を併任。医学、スポーツ心理学、自律神経研究、栄養医学、および自身のけがによるハンディキャップの経験に基づき、パフォーマンスの改善、QOL（Quality of Life：人生の質）の向上、スポーツ観戦のバリアフリーについてのアドバイスも行っている。

人間の身体は食べたものでできています
食は、人をよくすると書くように
人を幸せにすると同時に
栄養状態の如何によって
パフォーマンスも大きく変わってきます
ここでは、栄養不足のサインである
貧血に焦点をあてることで、栄養について
とくに鉄とたんぱく質、そして糖質が
人間の身体とパフォーマンスに
どのように影響するのかを考案していきます

貧血は、「栄養不足」の証

健康を考えるとき、食事が関与する比重は当然のことながら大きいものとなっています。私たちの身体は食べたものからできていますし、食べたものによって日々つくりかえられているからです。

食事という漢字を分解してみると、「人をよくする事」になるように、食事は人を幸せにします。たんに空腹を満たす手段ではなく、食べる喜びによって心を豊かにする力もあるのです。同時に、食べものによって栄養状態は大きく変わりますし、パフォーマンスにも影響します。

この章では、そのような観点から栄養について考えてみましょう。

いまの日本の食生活は本当に豊かで、バラエティに富んでいます。デパートの食品売り場に行けばカラフルな惣菜や弁当がなんでもそろっていますし、店に行ってもさまざまな料理を楽しめます。飽食の時代といわれ、食べ過ぎを心配することはあっても、飢餓の恐怖におびえることは基本的にはありません。

それでも私は、いまの日本人の栄養不足を心配しています。食事の量は足りているかもしれませんが、栄養的には足りないものがある。

では、栄養不足を客観的に判断できる指標になるものは何か？ それは貧血です。貧血は、栄養不足の証なのです。ＡＭＷＡでは「健康は質のいい血液が全身を巡ること」と捉えていますが、実は現代の日本でも、多くの人が潜在的な貧血のリスクを抱えていて、それが日本人の健康を損ねているひとつの原因だと思っています。

貧血。よく聞く言葉ですが、誤解している人も多いようなので、あらためて定義を確認してみましょう。

貧血とは、血液中の赤血球に含まれるヘモグロビンという色素が減った状態のことです。ヘモグロビンは酸素を全身に運んでいるので、ヘモグロビンが不足すると細胞内の酸素が足りなくなって、息切れやめまいといった症状が出てきます。

ただし、よく小中学生が朝礼などで立ちくらみを起こして倒れるのを貧血と勘違いしている人がいますが、あれは起立性低血圧、もしくは脳貧血といわれる一過性のもので、自律神経が乱れて血圧調整がうまくいかなくなった結果として起こるもの。ここでいう貧血とは違います。

むしろ日常生活において、いつも顔が青白い、ちょっと歩くと息苦しい、疲れやすい、なんとなくだるい、気分が重いといった症状が慢性的にある人は、貧血を疑ったほうがいいでしょう。

貧血はゆっくりと進行することが多いため、いつのまにか身体がその状態に慣れてしまい、自覚症状があまりない人も多いようです。とくに女性は貧血の傾向が高く、女性の10％は実際に貧血で、40％は貧血予備軍にあたるというデータもあります。

これは、女性は毎月の生理により鉄分を取り込む量より失う量が多いため。とくにやせている女性や運動をほとんどしないような女性は要注意です。

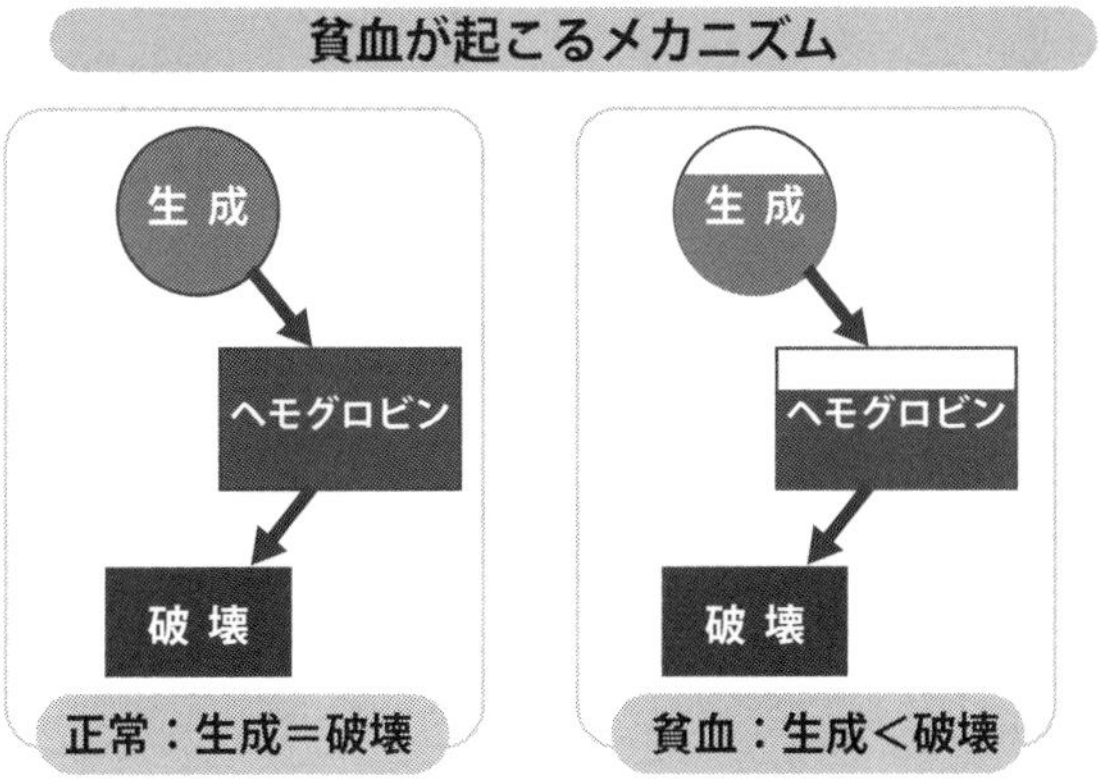

では、貧血はなぜ起こるのでしょう。通常、赤血球の中のヘモグロビンは、生成と破壊を常に繰り返しながら定量を保っています。ところが、何かの原因で生成と破壊のバランスが崩れて、ヘモグロビンの量が減ってしまうと、貧血になります。ヘモグロビンは、男性で13g／dℓ、女性で12g／dℓ以下であると貧血と診断されます。

血液中の鉄が不足することによってヘモグロビンの生成が減ることで起きる貧血を「鉄欠乏性貧血」といい、貧血の多くは鉄不足によるものです。

とくに最近は、日本人の鉄分不足が

指摘されています。数十年前は一日13㎎以上あった鉄分摂取量が、いまでは一日7㎎程度にまで減っているのです。

とはいえ、貧血が鉄不足であることは、比較的知られていますね。貧血と診断されて鉄剤を処方された経験のある人もいるでしょう。けれども、じつはもうひとつ、不足している栄養素があるのです。それは、ヘモグロビンの文字を分解するとわかります。

ヘモグロビンは、ヘム(鉄)＋グロビン(たんぱく質)という二つの言葉からできています。ヘモグロビンは鉄だけが主成分ではなく、たんぱく質も材料として必要なのです。ヘモグロビンは、たんぱく質が鉄を包む状態で酸素を全身に運ぶため、鉄不足は必然的にたんぱく質不足を合併しやすい。

貧血を防ぐには、何よりも食事です。鉄分を多く含むものと、たんぱく質の豊富な食材を意識してとるようにしましょう。鉄分は、ほうれん草や小松菜、海藻などの野菜に多く含まれていますが、残念ながら体内での吸収率が低いという特徴があります。必要量を野菜だけでとるのは難しいと思います。

一方でたんぱく質を多く含むのは、卵、乳製品、大豆などです。

これらを上手に組み合わせて食事をしてもいいのですが、鉄分とたんぱく質の両方が含まれている赤身の肉や魚、レバーなどの動物性たんぱく質は、鉄分の吸収率が比較的高いため、より効率的です。

ちなみに、ポリシーとしてベジタリアンの人がいます。個人の選択なのでかまわないのですが、肉や魚を食べないと、鉄分やたんぱく質を十分に摂取できないため、貧血予備軍である可能性が高いことは知ってほしいと思います。

この「貧血予備軍」という言葉は、たとえではなく、事実として存在します。というのも、貧血とはある意味鉄不足の最終段階だからです。身体中の細胞に酸素を運ぶという大切な使命を持っているヘモグロビンは、生命を維持する上でとても重要なので、その材料となる鉄は、常に予備を体内にストックしてあります。それを貯蔵鉄といい、通常破壊されたヘモグロビンを補うため、倉庫に蓄えられた貯蔵鉄を使ってヘモグロビンを生成し、生成と破壊のバランスが保たれています。これが正常な状態。

新しくヘモグロビンを生成する際、その材料となる鉄は貯蔵鉄から使っていきます。倉庫のほうから鉄を補給するので、ヘモグロビンは正常な活動を維持することができるのです。

しかし、食事から十分な量の鉄がとれていないと、この倉庫にストックしてある鉄が、だんだん少なくなってきてしまいます。この段階が、まさに「貧血予備軍」の状態。

さらに症状が進み、貯蔵鉄のストックが底をつくと、破壊されたヘモグロビンを補うだけの量を生成できなくなるため、ヘモグロビンの値が減っていきます。健康診断の血液検査ではヘモグロビンの値を見ますから、この段階で初めて貧血と診断されるのです。つまり、貧血と診断さ

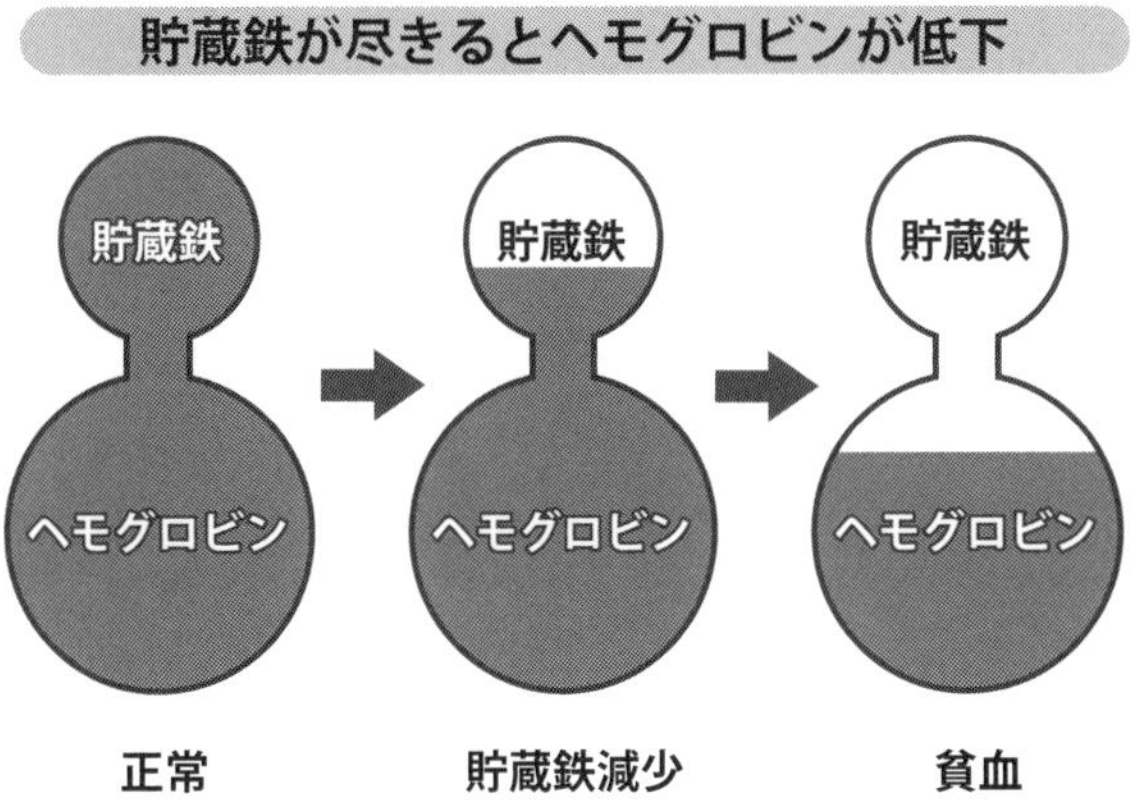

れた場合は、すでにかなり状態が進んでいるということになります。

貧血予備軍の段階で気づいて早めに対処すれば、正常値に戻るのも早くてすむのですが、最終段階の貧血にまで進んでしまうと、回復するまで数か月かかります。

だからこそ、貧血予備軍の段階で鉄分とたんぱく質をしっかりととっておくようにしたいもの。予防は大切です。健康診断でヘモグロビン値が異常なしと出ても、いつもなんとなくだるかったり、安静時は平気だけれど動くとすぐに疲れるという人は、鉄とたんぱく質をとる食養生をしてほしいと思います。

スポーツと栄養の細やかな関係

では、アスリートの場合はどうでしょう。

私は長年スポーツ選手の栄養管理を行っています。定期的に血液検査を行い、栄養解析をするという形のメディカルサポートをしています。

強靭な肉体をつくり上げること、科学的アプローチに基づいた技術を習得すること、きついトレーニングをこなすこと、そして何よりも本番で素晴らしいパフォーマンスを発揮すること。アスリートはさまざまなタスクをこなさなければいけません。

それを医学的な栄養学からアプローチするのが私の仕事です。

選手の栄養をバックアップするのは主にスポーツ栄養士の仕事ですが、献立作成というインプットのサポートだったり、栄養講座の開設であったり、ある意味ざっくりとしているんですね。一人ひとりに合わせた栄養指導というのはなかなか難しいのが現状です。

これに対して、血液検査を使ったメディカルサポートであれば、その数値によってビフォーアフターを検証できます。

具体的には、選手一人ひとりに血液検査を実施して個々の栄養状態を確認、フィードバックします。それに基づいてスポーツ栄養士が具体的な食生活やプランを個々に作成し、指導します。その後、様子を見ながら2〜3か月後に再度血液検査を行う。スポーツ栄養士と連携して、プランの作成とその評価のサイクルを繰り返して、選手の栄養状態をよりよい方向へ改善していくのです。

血液検査で調べるのは、ヘモグロビン関連と、鉄分、たんぱく質の値です。これらの数値でわかるのは、その選手の栄養状態。貧血だけでなく、貧血予備軍かどうかも見ます。

屈強なアスリートが貧血？　と意外に思うかもしれません。一般の人

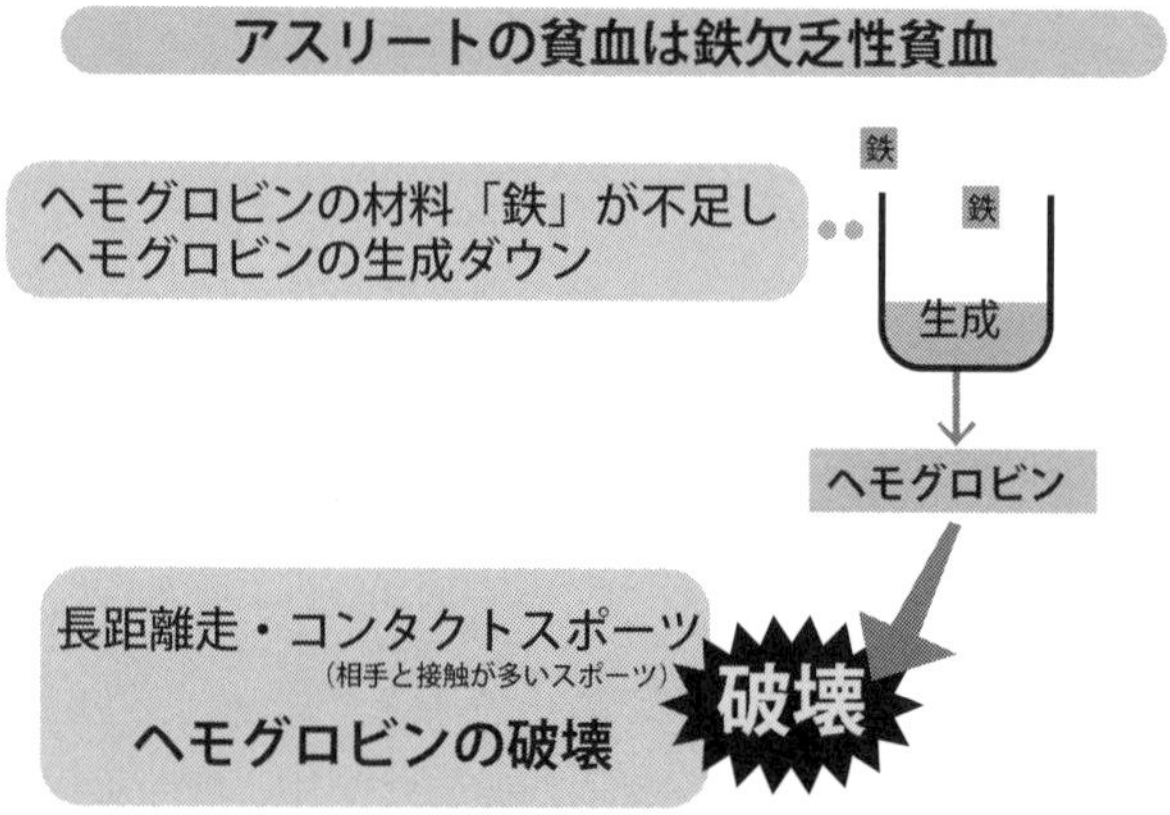

よりも身体のすみずみまで酸素が回っていなければ、とても激しい運動などできるわけがない気がしますよね。ところがアスリートだからこそ、鉄欠乏性貧血になるリスクがあるのです。

先に、ヘモグロビンの生成と破壊のイメージ図を出しました。一般的な貧血は、生成の減少が主な原因ですが、アスリートの場合は破壊のほうが大きくなる場合があるのです。

長距離走やコンタクトスポーツに関わるアスリートは、ヘモグロビンが破壊されやすいことがわかっています。ヘモグロビンが少ないと、身体中に十分な酸素が供給できなくなり、低酸素状態になります。これではパフォーマンスは上がりません。

貧血のアスリートは、次のような傾向があります。

■持久力の低下
■筋力の低下
■判断力、意欲の低下
■疲労回復の鈍化
■ケガのリスクの上昇

実際、ヘモグロビン値が低いと長距離タイムが伸びないというデータも出ています。

これらのリスクを避けるためには、貧血対策が欠かせません。

そのため、メディカルサポートの血液検査では、貯蔵鉄の減り具合もチェックします。ヘモグロビンと合わせて、フェリチンという数値を測定すると、貯蔵鉄の減り具合がわかります。つまり、フェリチンの値をチェックすることで、貧血予備軍を把握し、早い段階での効率的な対応が可能となります。

こうした数値は、若い人のほうが不安定という傾向もあるので、数か月に一度という血液検査は妥当なものだと思われます。

次に、アスリートに必要な筋肉について見ていきましょう。

筋肉といえばたんぱく質。筋肉をつけたいならアミノ酸やプロテインでしょ、とみなさん思っています。ところがもうひとつ大切な栄養素があります。鉄なのです。

ヘモグロビンが鉄とたんぱく質の両方を必要とするように、実は筋肉も、たんぱく質と鉄が必要なのです。なぜでしょう。

赤血球の中にヘモグロビンがあるように、筋肉細胞の中にあるのがミオグロビンです。この二つはグロビンという共通の名前でもおわかりのように、似たような働きをします。

ヘモグロビンによって運ばれてきた酸素を、筋肉内で受け取るのがミ

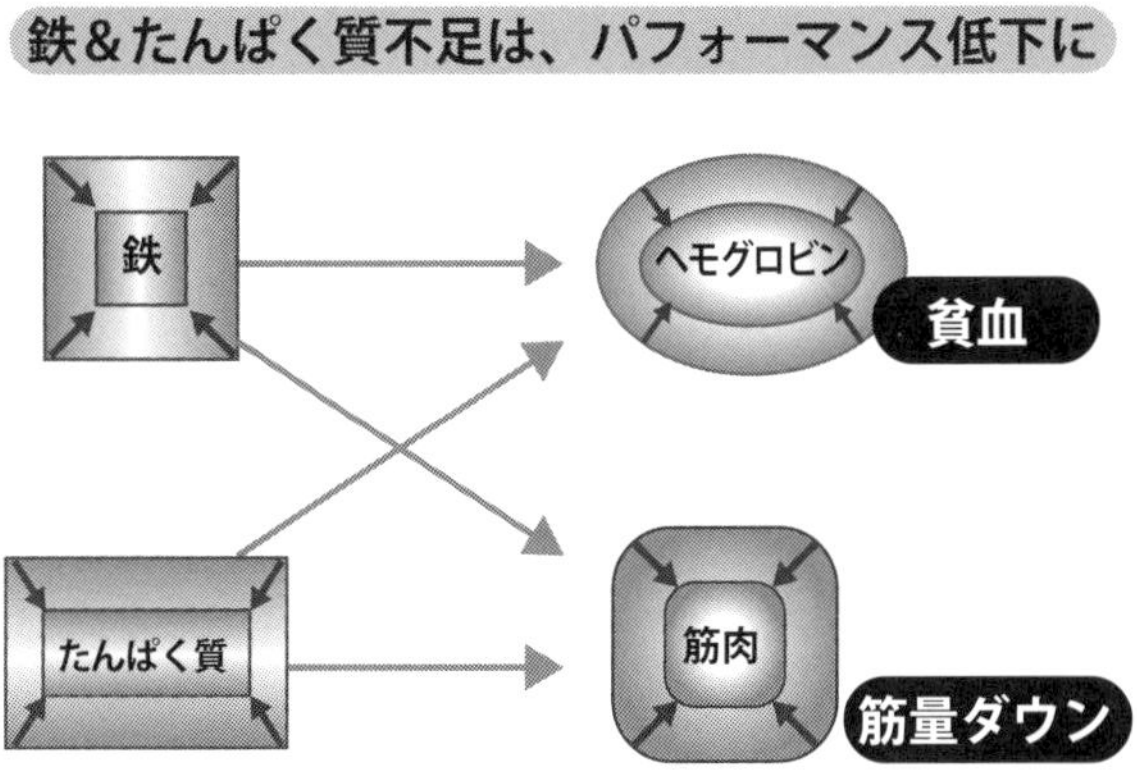

オグロビンです。ミオグロビンが酸素とくっつくことで、初めて酸素は筋肉内にとりこまれます。ミオグロビンがないと筋肉はちゃんと動いてくれません。

このミオグロビンの材料になるのが、鉄なのです。

鉄とたんぱく質が、ヘモグロビンと筋肉に働きかける模式図を見てみましょう。鉄がヘモグロビンと筋肉の生成に必要なように、たんぱく質もヘモグロビンと筋肉の生成に欠かせません。アスリートにはこの二つが不可欠で、鉄とたんぱく質は、相互に助け合って赤血球や筋肉をつくっているのです。どちらも必要十分な量を日ごろからとるようにしたいものです。どちらか一方でも足りなくなると、ヘモグロビンが不足して酸素が運べず貧血になるし、筋量も委縮して低下します。

貧血の際、鉄だけ補充してもなかなか改善しない場合は、たんぱく質の不足を考える必要があります。同様に、筋肉をつけたいからとたんぱく質をたくさんとって筋肉トレーニングをしても効果があまりあらわれないのであれば、鉄不足かもしれないと考えてみましょう。

血液検査では、ヘモグロビン関連と鉄分とたんぱく質をチェックするとお話ししましたが、アスリートのメディカルサポートにおいて一番注視しているのは、フェリチンとたんぱく質の評価です。

フェリチンというのは、貯蔵鉄の状態がわかる検査項目です。フェリチン低下が貯蔵鉄低下のサインですから、貧血よりも早い段階である貧血予備軍を把握することができます。

総たんぱくとフェリチン（鉄貯蔵）による分類

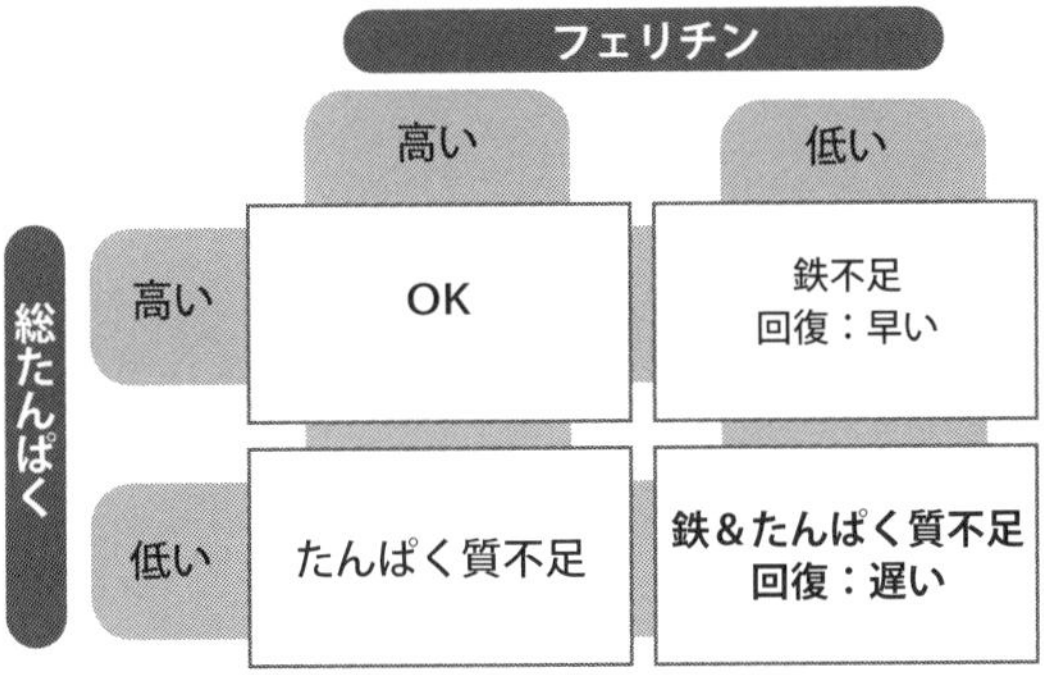

一般的な血液検査では、ヘモグロビンしか測っていないことが多く、その場合は貧血予備軍かどうかは判断できません。

ちなみにたんぱく質は、総たんぱくで評価します。たんぱく質の栄養状態を見るときはアルブミンで評価するのが医療現場では一般的ですが、アルブミンはよほど栄養状態が悪くならないと下がらないので、アスリートの評価には不向きです。

アスリートにおけるフェリチンと総たんぱくの評価は上の図のようになります。

フェリチンも総たんぱくも低いパターンの貧血は、食生活に大きな問題がある可能性が高い。だから、その前段階でできるだけ早く状態を読み取ってあげるのが、私の仕事です。貧血予備軍の段階であれば、フェリチンと総たんぱく、どちらも高い状態にもっていってあげる栄養指導が早い段階で打てるので、回復も早くなります。

また、同じ貧血予備軍でも、鉄分だけが不足しているのか、たんぱく質も足りていないのかがわかることによって、栄養指導も変わります。

このように、一口に貧血といっても、それぞれの評価を分けることによって、よりきめ細やかで効率的なアドバイスが可能になるのです。

糖質と筋肉の不思議な関係

筋肉＝たんぱく質だけではない、という話をもう少し広げましょう。

最近、アスリートだけでなく一般の人でも、熱心に筋トレをする人が増えました。食事だけでなく、アミノ酸やプロテインのサプリメントを常用するケースも多いようです。

ここにひとつ、面白いエピソードがあります。

あるアスリートAが、肉体改造のために一週間の食事制限をしました。ゆで卵の白身や鶏のむね肉、魚や野菜や果物などを集中的にとり、一日三度の食事のほか、プロテインも一日3回摂取して、走り込みを含んだ自主トレを続けました。炭水化物を抜き、たんぱく質はたっぷりとって、筋肉増強を図ろうとしたのです。

ところがそれを知った別のアスリートBからこういわれたそうです。

「この食生活では、筋肉を削るために頑張ってるようなものだ」と。

さて正しいのはどちらでしょう。栄養学的に正しいのは、アスリートBです。理由はおわかりでしょうか。

アスリートBが指摘したのは、アスリートAはトレーニングの内容に対して摂取カロリーが足りていないという点だと思います。つまり、たんぱく質の摂取量は十分かもしれませんが、食事全体のカロリーが足りていないのです。この食生活であのような自主トレを続けたとしたら、あきらかに消費カロリーが摂取カロリーよりも多くなってしまいます。

　すると、身体はどう反応するのでしょう。

　この場合、活動するのに足りないカロリーを補うために、たんぱく質がエネルギー源として使われてしまうのです。本来なら筋肉をつけるために摂取したたんぱく質がカロリーとして消費されてしまうため、アスリートAの身体はなかなか筋肉がつきにくい状態になります。それどころかいまある筋肉さえ削られてしまうかもしれない……アスリートBはそう指摘したのです。

　みなさんは、三大栄養素という言葉を聞いたことがあるでしょう。

　身体をつくる材料であるたんぱく質、酵素や免疫といった代謝を担う脂質、身体を動かすエネルギー源である糖質（炭水化物）。これが基本です。３つの栄養素をバランスよく食べていれば、主たる役割分担もス

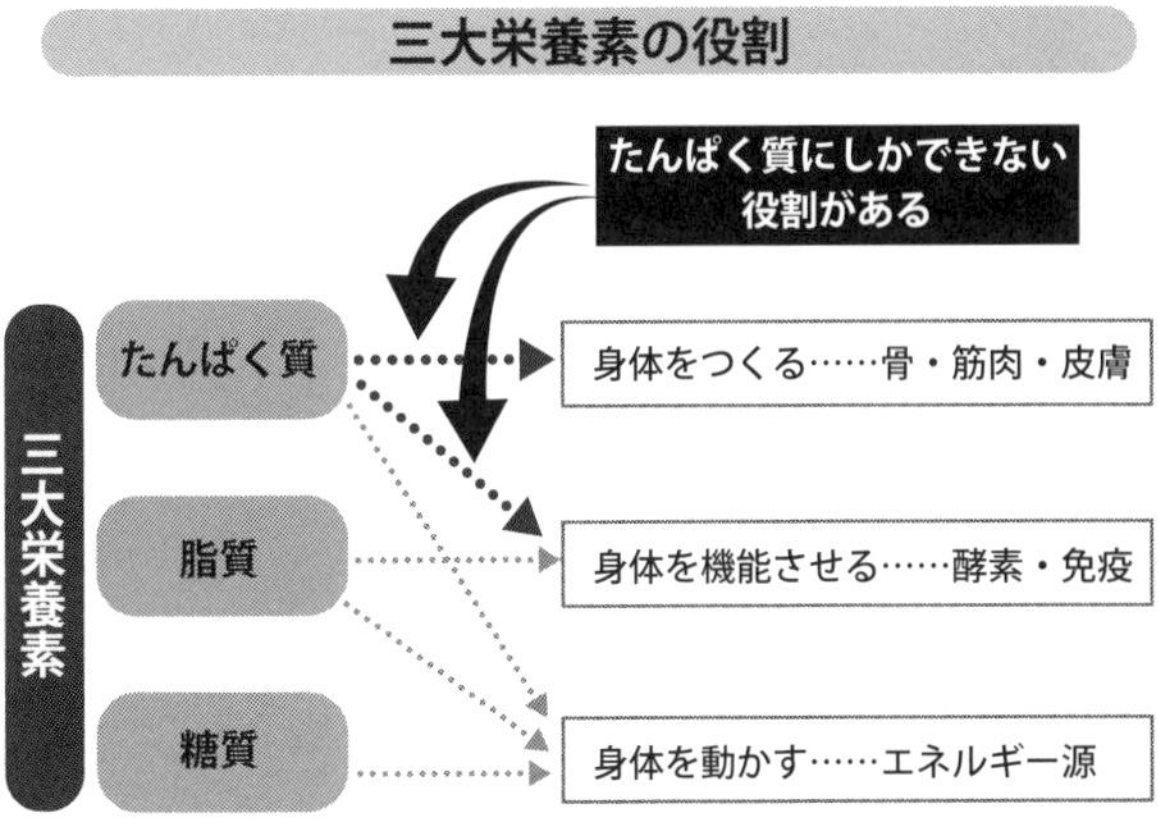

ムーズです。

もしこの摂取バランスが崩れてしまっても大丈夫。三大栄養素のうちたんぱく質と脂質は、ほかの役割を補うことができるからです。とくにたんぱく質は、脂質の代わりや糖質の代わりができる能力の持ち主。反対に糖質は、他の役割を負うことができません。

次ページの図は、脂質や糖質を極端に制限した場合に起こる体内の働きです。たんぱく質が、代謝やエネルギー源に使われてしまうため、たんぱく質にしかできない、身体をつくるという働きが損なわれてしまう。その結果、

たんぱく質が使われると筋肉量がダウンしていく

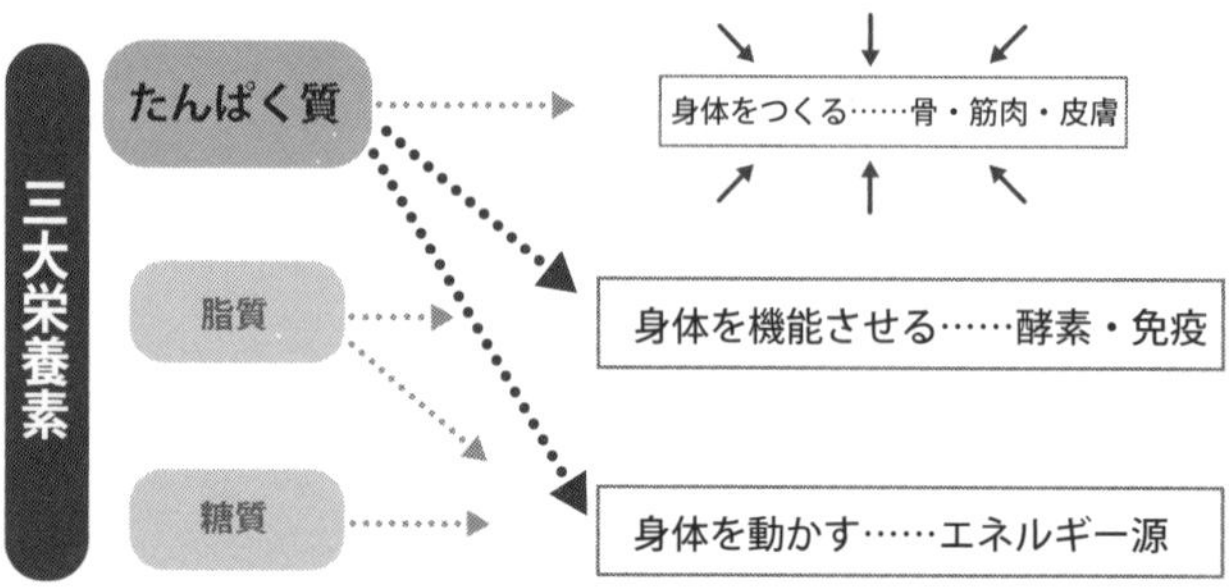

文字通り身を削ることになってしまうのです。

この10年ほどでしょうか、筋トレ族もダイエット族も、糖質を悪者のように扱ってきました。筋肉をつけたければ糖質オフ、やせたければ糖質カット、というように。けれども、糖質はけっして悪者ではありません。たんぱく質をたんぱく質として有効に使うためにも、糖質は必要なのです。運動をまったくしない人にとって、糖質のとりすぎは、摂取エネルギー＞消費エネルギーになるため、体重増につながります。とはいえ、健康的な日常生活を送るためには、活動のエネルギー源となる糖質を適切に摂取して、その役割を上手に活用するのが重要です。

そもそも日本の女性、とくに若い女性はすでにやせ過ぎな人が多いことを自覚するべきです。くれぐれも注意しましょう。

糖質は運動量に応じて摂取すべきものです。摂取エネルギーと消費エネルギーを同程度にすることで、たんぱく質は筋肉に有効に働きかけます。だから、トレーニング効果もあがるのです。

ちなみに、スポーツクラブで行われている肉体改造を謳う減量法は、糖質制限によって体脂肪を落としていきます。これは、糖質を制限すると、代わりに体脂肪を材料とするケトン体という物質がエネルギー源になるしくみを利用しているのです。体脂肪を落とすために、一定期間に区切って糖質制限を行うのは有効ですが、その際も摂取エネルギー不足にならないような食事内容の工夫が必要です。

これからは、糖質制限というよりも、糖質コントロールという考え方

トレーニングと連動した【栄養マネジメント】

	内容	栄養方針
競技特性	強度 高 時間 短 →	糖質 多
	強度 低 時間 長 →	糖質 少
トレーニングの目的	体脂肪を落としたい →	糖質 少
	筋肉をつけたい →	糖質 多

にシフトしていってほしいと思います。そのほうが健康的な身体を維持できるだけでなく、必要なときに効果的なパフォーマンスを生み出すことが可能になるためです。

目的と運動量に合わせて糖質の量をコントロールしていきましょう。

たとえば、高強度短時間の運動をこなす人は、一度に消費するエネルギーが大きいので、糖質をしっかりとってエネルギーの補給を十分に行っておく必要があります。

反対に、低強度長時間の運動をする人は、糖質から多くのエネルギーを得ようとすると、長時間におよぶ競技中に、いきなりガス欠のような状態に陥ってしまうことがあります。それを防ぐためにも、糖質は少量に抑え、脂質由来のケトン体によってエネルギーを補給する形にシフトしたほうがスタミナ切れを起こしにくいでしょう。

このように、競技特性によっても栄養のとりかたは変わってきます。糖質コントロールは、アスリートだけでなく、一般の人の身体づくりへの応用も可能です。

体脂肪を落としたいなら、糖質を少量にしてケトン体からエネルギーを補給しましょう。筋肉をつけたい場合は、糖質をしっかりとって、たんぱく質の有効活用を目指します。それぞれに効果が期待できます。

栄養リテラシーを身につけよう

近年、スポーツ栄養学や健康情報はブームといってもよく、メディアやネットには、驚くほどさまざまな情報が流布しています。実際には玉石混淆で、私の印象としては石のほうが多いのですが。中にはかえって健康を害するものや、ただ商品を売りたいがために掲載しているようなものも多数見かけます。エビデンスに基づいた情報は極めて少ない。

これからはたんに情報を検索して集めるだけ、見るだけではなく、情報を見極めるための「栄養リテラシー」が重要になってきます。少なくとも、噂レベルのものは安易に信じないほうがいいでしょう。

では、どのように見極めるのか？ 栄養情報を見極めるポイントは、次の4つです。

■誰がいっているのか?
■いつの情報か?
■極端ではないか?
■特定の商品を勧めていないか?

ＡＭＷＡでは、こうした国民の「栄養リテラシー」を高める活動にも取り組んでいきたいと思っています。

漫然と食事をするのではなく、自分の目的にあった食べ方やエネルギーバランスを考えて食べてみましょう。その上で、自分の身体の声を聞く、小さな体調変化に気づく、それに応じて少しずつ食べ方を修正してみるのです。すると、次第に食べ物と自分の身体が呼応しあって自己管理がしやすくなるはずです。これが栄養マネジメントです。

栄養学は、きれいな血液としなやかな身体づくりには欠かせません。毎日食べるものだからこそ、食事にもっと意識を向けて、より楽しくより効果的に食べるようにしてみてください。

私は原則的に、どんな食べ物も有益なものである、栄養があり、身体にいいものであると思っています。最近は、これを食べてはいけない、あれはとり過ぎだ、といったような極端な情報が多い気がします。本当に必要なのは、このように食べるといいですよ、というアプローチではないでしょうか。

たとえば身体にいいといわれているものに発酵食品がありますが、いわゆる腐敗した食べ物とどこがどう違うのでしょう? 実は発酵も腐敗もプロセスは同じなのです。違いは、人間にとって有用なものかどうか、だけ。

食事の有効性を決めるのは、人間です。大切なのは、食べ方であり、バランスなのです。そこを忘れないようにしましょう。

第6章

脳神経科学が教える“危険な頭痛”の見分け方と対処法

山本 宗孝

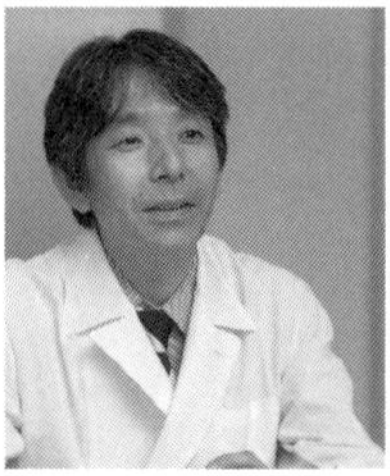

（やまもと むねたか）
順天堂大学医学部脳神経外科・病院管理学准教授
医学博士

聖路加国際病院初期研修、同後期研修（脳神経外科）、国立循環器病研究センターへの国内留学を経て、脳卒中・脳神経血管内治療を専門領域として 順天堂大学医学部附属順天堂医院（御茶ノ水）にて臨床に従事。頭痛・ストレスと医療安全の関連に着目して研究に着手している。日本脳神経外科学会専門医。日本脳卒中学会専門医。日本脳神経血管内治療学会専門医・指導医。

脳は、ヒトをヒトたらしめる特別な臓器であり
健康寿命やＱＯＬ（生活の質）の観点からみても
脳の持つ役割は、はかりしれないものがあります
脳に関しては痛みという危険を
知らせるシグナルにおいても
患部に対して処置をするという
ほかの大部分の臓器の治療の大原則とは異なる
特徴があります
脳と痛み、そして脳と健康について
脳神経科学の見地から考えてみましょう

脳は、ヒトをヒトたらしめる大切な臓器

日本人の平均寿命は、毎年更新を続けています。ふた昔前までは不治の病として恐れられていたがんも、いまでは早期発見によって治る病気、克服できる病気になりつつあります。

そんな時代に、新たな問題となってきたのが、平均寿命と健康寿命のギャップです。平均寿命に健康寿命がなかなか追いついてこない。原因はいろいろありますが、脳血管疾患や認知症などの頭の病気が関与している部分が少なくありません。足腰が丈夫でも、年齢がそれほどいっていなくても、要支援・要介護になってしまう場合があるからです。

要支援・要介護の原因の内訳は、左の図の通りです。

いわゆる〝寝たきり〟になる原因は、一般的に「運動器疾患」や「高齢による衰弱」があります。この2つは加齢現象として避けられない部分もありますが、2位の「認知症」と3位の「脳血管疾患」はいずれも

介護が必要になった主な原因

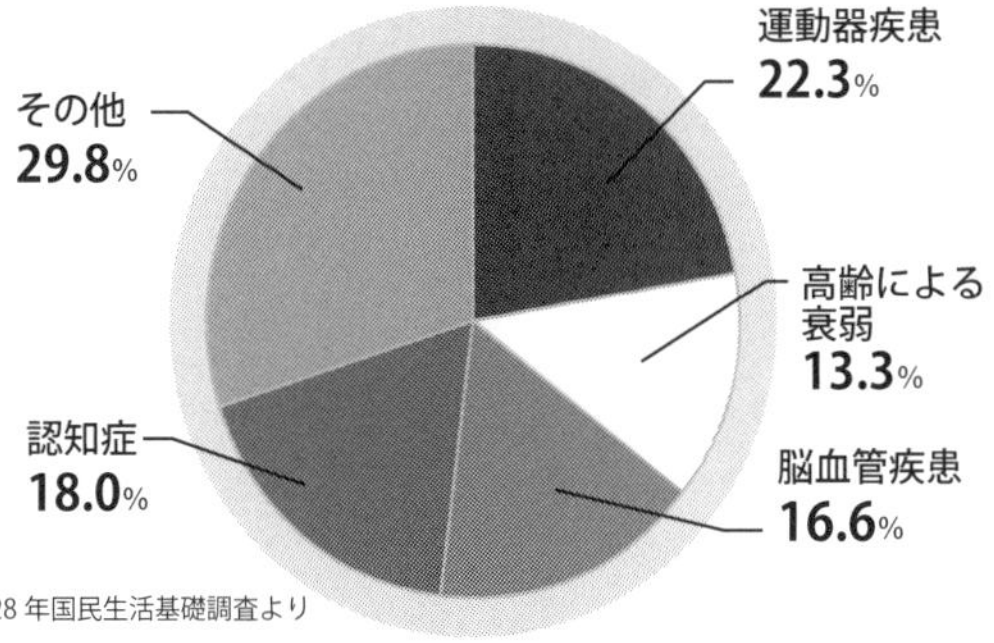

平成28年国民生活基礎調査より

脳関連です。認知症やアルツハイマーも脳の病気です。原因はさまざまですし、まだ解明されていないことも多いですが、たとえば自覚症状のない小さな脳梗塞を繰り返し起こすことで引き起こされるものもあるのです。

昨日まで元気だったのに、脳血管疾患や認知症をきっかけとして寝たきりになってしまうリスクがあることを、まず認識しておいてください。

１００歳まで健康でいるために必要なのは、フレイル（加齢によって肉体的・精神的に虚弱な状態になること）予防だけではありません。脳、頭についても、日頃から関心を持ってほしいと思います。

なぜなら脳は、人間が人間であるために欠かせない、きわめて大切な臓器だからです。進化の過程において、人間は脳が大きくなり発達することで文明を手に入れました。個人の生活においても、脳が損傷を受けてしまうと、QOLが著しく低下してしまうのみならず、場合によっては人間としてのあらゆる機能がダメになってしまいます。

ここでは、脳と健康ということについて、脳神経科学の立場から述べたいと思います。

頭痛という特殊性――一次性頭痛と二次性頭痛

まずは、痛みについて考えてみましょう。痛みとは何でしょう?

国際疼痛学会(IASP)が1981年に定義したものによると、「組織損傷が起こったとき、あるいは組織損傷が起こりそうなとき、あるいはそのような損傷の際に表現される不快な感覚体験および情動体験」となっています。

つまり、組織損傷による直接的な痛みのほかに、損傷がなくて発生する痛みも、痛みとして認められています。痛みはある種、とても主観的なものでもあるからです。

もう少し平易な言葉で説明すれば、本来、痛みは身体に危険を知らせるシグナルです。「ここで何か異常なことが起きています。気づいてください」と身体のほうからサインを出しているのです。痛みを放置してはいけない、というのが健康を維持するための大原則です。

一方、痛みを痛みとして判断するのは、脳です。

痛みには、皮膚の体表面、または筋肉、関節、靭帯などの深部感覚が刺激されたことで感じる痛み、もしくは自律神経が関与する内臓感覚からくる痛み、そして組織損傷なしに感じる情動的な痛みがあります。感覚的な痛みと情動的な痛みの両方の信号が統合されて、初めて脳が痛いと感じるしくみです。

局所で発生した異常なシグナルが脳に届き、脳がそれを分別・認識することで、ヒトは初めて痛みを感じ、痛みの程度や原因に応じた対処をして大事に至ることを防ぐことができます。

では、頭痛はどうでしょう？

じつは、頭痛に限っていうと、危なくないものが圧倒的に多いのです。これがほかの痛みと違うところです。

頭痛は、私たちがよく経験する症状ですし、一般的に、ほかの痛みよりも不快の度合いも、何かこわい病気が隠れているのではと心配する度合いも高いものです。

ところが脳神経科学的にいえば、多くの人が感じる頭痛に関しては心配ありません。命に関わるものはほとんどありませんし、痛みによって引き起こされる副作用もまずありません（もちろん頭痛時にさまざまなパフォーマンスが低下するのは当然ですが）。

頭痛には一次性頭痛と二次性頭痛の2種類があります。

一次性頭痛は、ほかにあきらかな基礎疾患のない、一時的、慢性的な頭痛のこと。いわゆる頭痛持ちの大半はこのタイプで、薬または時間経過によって症状を和らげることができます。代表的なものに緊張型頭痛と片頭痛、群発頭痛などがあげられます。

緊張型頭痛は、一次性頭痛の中で一番多く、頭を支える筋肉や周辺組織のコリや緊張から起こると考えられています。ストレスや姿勢の悪さ、筋肉の酷使などによって起こるため、人によっては首や肩の痛みを頭痛として感じる人もいます。

片頭痛は、多くの場合、頭の中の血管の局所的な異常反応が原因で起きます。何らかの原因で頭の血管が拡張し、血管の壁が伸びる刺激によって痛みを感じます。血管には痛みの受容体があるからです。このときの痛みは、ズキズキと拍動に伴って起こることが多くなります。群発頭痛も、同様に血管由来のものだと考えられています。

ほかにも帯状疱疹のようなウイルスによる神経痛や、後頭神経痛のように後頭部にズキンと比較的強い痛みが繰り返し起きるタイプのものもあります。

こうした痛みについては、脳に特別な病変があるわけではないので、鎮痛剤を服用するか、痛みが和らぐまで自然治癒を待つことになります。緊張型頭痛に関しては、薬以外にも、筋肉のコリをほぐしたり、血行をよくするエクササイズなどで改善することも多いのですが、血管由来の頭痛に対しては一般的な鎮痛剤では治まりません。血管を収縮させる特効薬がありますので病院で処方してもらいます。

とくに病変もないのにこうした頭痛が起こる理由は、（病変がないゆえに）さまざまなことが考えられます。天候、ストレス、ホルモン、筋肉の酷使、姿勢の悪さのほか、自律神経のアンバランスも考えられるでしょう。

慢性頭痛に悩む人は、頭痛手帳のような記録をつけることをおすすめします。いまはスマートフォンのアプリでもいろいろ入手できますが、メモするだけでもかまいません。

　頭痛の起こった日時、季節、天候、そのときの痛みの種類（ズキズキ、キリキリ、鈍痛、しめつけられるような痛みなど）や程度、様子、痛みの始まりや治まった時間やきっかけ、疲労度、生活習慣（スマホやパソコンの使用時間や運動や入浴など）、食事傾向や飲酒や喫煙の有無、飲んだ薬とその効き目……など、考えられる要素を記録しておくのです。女性であれば生理周期なども参考になるでしょう。

　それらは自分の頭痛に関する詳細なデータとなります。蓄積することで、自分の頭痛の傾向や、痛みに影響しているかもしれない要素、改善できるかもしれない要素などを把握することができますし、こうした時期や状況のときにどうやら頭痛が起きやすいという傾向がわかれば、あらかじめ早く眠るとか無理をしないといった予防策もたてられます。頭痛のセルフマネジメントですね。

また、こうしたデータがあると医療側としても大変助かります。受診の際に持参してもらえば、その人の頭痛の背景が医師にもよくわかるため、診療の質が上がり、最短の時間で必要な薬を必要なタイミングで処方することができるでしょう。

二次性頭痛とは、あきらかな病変によるものです。一次性頭痛のような自然治癒はなく、救急を要する深刻なものが多い、時間を争う疾患による症状です。

代表的なものが、脳卒中、動脈瘤破裂などの脳血管障害による疾患、そして脳腫瘍など脳血管障害以外の疾患です。ほかにも精神疾患や目や耳、鼻などの病気が原因で起こる頭痛もありますが、ここでは脳神経領域の代表的な疾患にしぼって説明します。

脳卒中は、危険な頭痛ナンバーワンです。卒中とは「卒然として中（あた）る」という意味で、コトが急に起こることを指しますが、文字通り、脳の異変が突然あたり、突然あらわになるのです。

二次性頭痛

脳卒中	くも膜下出血	脳動脈瘤の破裂がほとんど。突然の激しい頭痛、いままで感じたことがない頭痛。
	脳出血	血圧が上昇し、脳の細い血管が切れて出血を起こす。
脳腫瘍		脳腫瘍が成長し、脳を圧迫して頭蓋骨の内部の圧が上昇し頭痛を起こす。
慢性硬膜下血腫		軽い頭部打撲後、数か月の間に頭蓋骨と脳の間に血液が徐々にたまるもの。
髄膜炎・脳炎		細菌やウイルスが侵入し感染することが原因。発熱を伴い、痛くなる前に風邪のような感染の症状を自覚することも。

脳卒中は、脳梗塞（血管が詰まる）と脳出血（血管が破れる）に分けられ、頭痛の原因となるものはほとんどが脳出血です。

脳腫瘍は頭蓋骨の中の圧が上がることによって頭痛を生じます。頭痛以外に、腫瘍の発生している部分に一致した神経症状を伴うことが多いです。

頭蓋骨の中の圧が上がることによって生じる頭痛のもうひとつの代表的なものが、慢性硬膜下血腫です。高齢者に多く発生します。軽い頭部打撲後、数か月かけて脳の表面にじわじわと血液がたまってきます。脳の圧迫による神経症状を伴います。細菌やウイルスの感染が原因の髄膜炎や脳炎でも頭痛を生じます。発熱など風邪のような症状を伴うことが多いです。

脳出血の中で一番こわいのは、くも膜下出血です。くも膜とは、脳にくもの巣状にはりめぐらされている膜で、非常にやわらかいのですが、この中に血管が走っています。そこに動脈瘤というコブが何らかの原因でできて、パツンと破れてくも膜の下に出血が広がってしまう。これがくも膜下出血です。

二次性頭痛は治療が必要な病気が原因の頭痛です。とくに脳出血は一刻を争う病気であり、一命をとりとめた場合も後遺症が残るケースが多いのです。心配なときは必ず病院に行って、調べてもらうようにしましょう。

一次性頭痛との違いは、なんといっても痛みの強さです。見分けるポイントとしては、

■いままでに感じていた痛みとはあきらかに違う痛みである
■突然起こる痛み、または徐々に悪化していく痛みである
■頭痛以外にもさまざまな症状（半身のまひやしびれ、ろれつが回らない、立てない、うまく歩けない、視野が欠けるなど）がある

があげられます。

くも膜下出血の場合は、より激しい痛みを伴うことが多いようです。いわく、バットで殴られたような痛み、人生で経験したことのない頭が割れるような痛みなど。それに伴って、吐き気や嘔吐、けいれん発作、意識障害が起こることも少なくありません。

診断は、画像検査（CT、MRI、MRAなど）によって確定されます。CTは最も簡便なもので、エックス線によるコンピューター断層撮影で脳の断面図を見ます。くも膜下出血や脳出血は、これですぐにわかります。

MRIは同じ脳の断面図でも、強力な磁気共鳴装置による撮影で、時間はかかりますが脳実質の病変を細かく診断できます。

ＭＲＡは脳血管の形を撮影するもので、動脈瘤の位置や形、大きさがわかります。

動脈瘤と日本人

脳卒中の中でも一番気をつけなければいけないくも膜下出血ですが、その原因は動脈瘤です。動脈瘤は、日本人の４〜５％が持っているといわれています。理由はまだ解明できていませんが、できやすい場所があることはわかっています。遺伝子の関与している可能性なども今後の研究は進むでしょう。

ところが、これもまた脳の面白いところなのですが、たとえ動脈瘤があっても自覚症状はまったくありません。頭痛持ちには動脈瘤が多いということもないのです。さらにいえば、じつのところほとんどの動脈瘤は破れることはありません。

動脈瘤が（破裂して出血する前に）発見されるのは、脳ドック、あるいはめまいなどほかの症状を訴えて精密検査をした結果、たまたま見つかったというケースがほとんどです。

動脈瘤が破裂、つまりくも膜下出血の発生頻度は、年間で０・０２％です。１年で10万人のうち20人。人口が１４００万の東京都であれば、１年間で２８００人です。好発年齢は40～50歳以降に多く、男女比は１対２の割合で女性が多くなっています。発症者に多いリスクファクターとしては、喫煙歴、高血圧、多量の飲酒などがあげられます。

では、発症した場合の経過はどうでしょう。

次ページの図は、ある地方の医療センターからの報告です。７割以上が処置可能ですが、そのまま亡くなってしまう人も１割います。処置をしても後遺症が残ったり、死亡に至る場合もあって、最終的には４割が死亡、後遺症ありが２割、社会復帰できる人は４割となっています。この割合をみなさんはどのように考えますか。

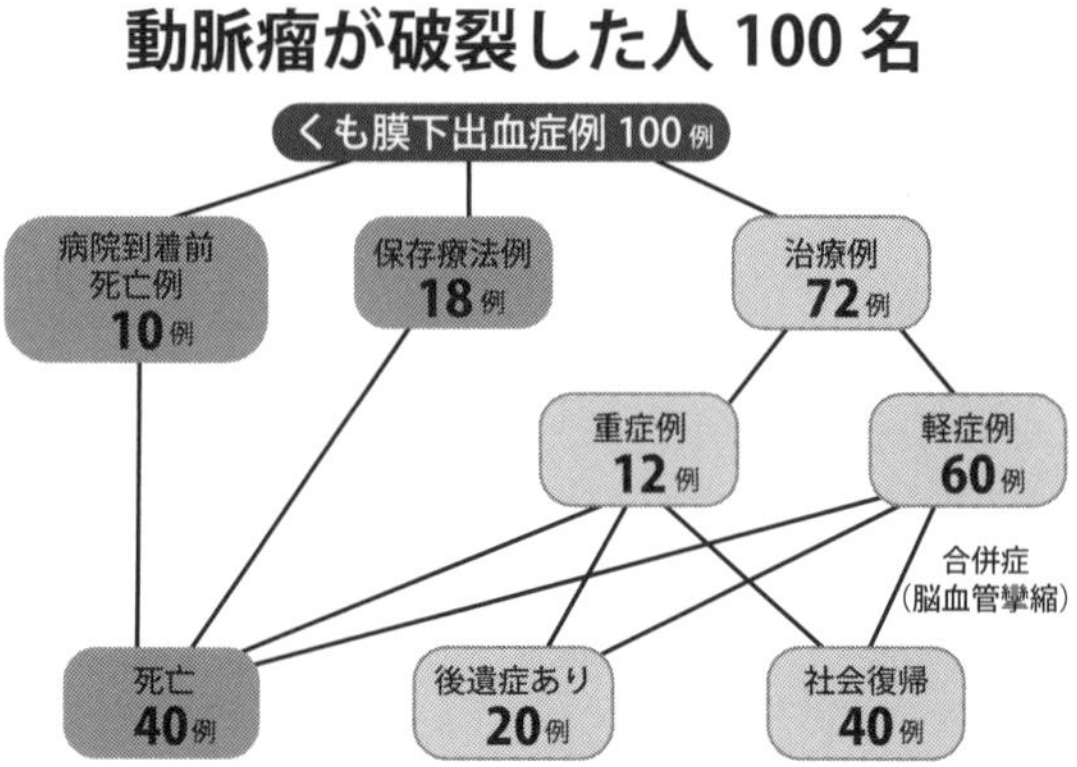

動脈瘤をむやみに恐れる必要はありません。けれども破裂した場合のリスクを考えると、破裂の危険因子の持ち主であれば、一度脳ドックなどの検査を受けてみるという選択肢もありえます。

もし動脈瘤が見つかっても、小さければまず破裂はしないので、ＣＴやＭＲＩなどで定期検査を続け、経過観察するのが一般的です。もちろん予防的措置としての外科手術も可能です。

動脈瘤の手術は、かつては開頭手術が一般的でした。頭を開けて、動脈瘤の入口にクリップをかけてコブの中に

動脈瘤の手術

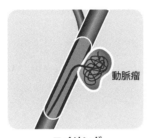

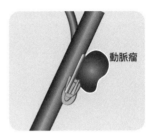

コイリング　　クリッピング

血液が流れるのを止める方法です。ただし開頭手術は侵襲性が高いため、予防的措置としてこうした手術を受けることに躊躇する人が多かったのも事実です。

最近は、カテーテルによる血管内手術のほうが世界の多数派になってきました。日本でもこの1～2年で施術数がグッと増えてきていて、私の所属する順天堂大学では、いまでは予防措置、破裂後の処置ともに、カテーテルによるコイリング手術が8～9割を占めています。

コイリング手術とは、鼠径部の血管

からカテーテルを挿入し、動脈瘤まで進めたあと、コブの中をコイルで詰め物をするように埋めてしまう方法です。

コイリング手術のメリットは、なんといっても侵襲性が低いこと。動脈瘤の種類や破裂状況にもよりますが、根治性や再発予防効果はクリップのほうが適している場合もあります。けれど、予防措置の治療として同じ効果が期待できるのであれば、コイリングが選ばれるのは当然ですね。

一方で、開頭手術も最近は進歩しています。

脳腫瘍の手術などで行われる覚醒下手術というのを知っていますか。脳まで眠らせてしまう全身麻酔をせず、開頭する際や、施術後に頭を縫合する際には局所麻酔を使い、患部を除去する最中は患者に覚醒してもらった状態で手術をする方法です。

脳腫瘍の切除は非常に難易度が高く、悪いところだけとったつもりでも、運動機能や言語機能などをつかさどる重要な部分をわずかでも傷つけてしまったら、手術後にまひや言語障害などが残ってしまいます。内臓の腫瘍であれば、命を優先して全摘したり、多めに除去したりすることも可能ですが、脳はそうはいきません。

脳の手術は、脳のほかの機能を極力温存する必要があります。なぜなら脳はヒトをヒトたらしめる臓器だからです。根治と、脳の機能の温存のバランスをとることは、脳の手術において極めて重要な使命です。

覚醒下手術であれば本人に意識があるので、たとえば運動や言語をつかさどる神経を傷つけていないか、本人に確かめながら行うことができます。本人に意識があるため、手術中の本人の状態も把握しやすくなります。結果、全身麻酔で行う手術よりも治療成績がよく、術後の後遺症も起こりにくいため、とても注目されています。

なぜこんな魔法のようなことが可能かといえば、脳そのものはほかの臓器と違って痛みを感じないからです。

脳には痛みを感じる痛覚がありません。ですから、脳にメスを当てる際に意識があっても大丈夫なのです。

ではなぜ私たちは頭痛をおぼえるのかというと、脳ではなく、脳を包んでいる硬膜や髄膜、筋肉や神経や血管といった、脳を支える組織が痛むことを頭痛といっているからです。脳は、信号を受け取ることで体各所の痛みを痛みとして感じますが、脳痛というのはありません。

外科的アプローチは、認知症やパーキンソン病、てんかんなど、内科的な治療が主となる疾病についても進んでいます。基本は投薬によって症状の進行や発症を抑えつつ、必要に応じて脳深部に電極をさしこんで刺激を与えることで、いくつかの症状が改善することもわかってきています。

また、脳卒中後のリハビリにおいても、リハビリの効果を上げるためにあらためて外科的な処置を併せて行うこともあります。

このように、脳疾患の場合は、患部を除去することだけが目的ではなく、脳の機能の可能な限りの維持が必須です。そして内科的な治療では見込めない各種機能の向上についても、外科として関与できる可能性があります。

スポーツ頭痛について

最後に、スポーツと頭痛の関係についてお話ししましょう。

さまざまなスポーツが原因で、頭痛が起こることが知られています。国際頭痛学会（ＩＨＳ）においても「スポーツ・エクササイズ頭痛」として、頭痛疾患の独立項目としてカテゴライズされているほどです。

アスリートだけでなく、一般の人でも、熱心にスポーツをしている人の中には、スポーツ頭痛を経験しているケースが少なくありません。

ＩＨＳによれば、運動をしている最中や運動後に頭痛を感じる人が多いようです。頭痛は数分で終わる人もいますが、なかには2日間ほど悩まされる人もいます。

痛みは、片頭痛のようにズキズキするものから、より強い痛みを感じる人、また身体に負荷をかけることによって生まれる、首や頭まわりの筋肉のコリによって頭痛を感じる人もいます。あきらかに激しい運動をしたあとで感じることもあれば、それほどの運動量でなくても痛みをおぼえる場合もあるようです。

すべての人に起こるわけではありませんし、そもそもなぜ運動中や運動後に頭痛が起きるのかも、まだはっきりしていません。

運動することにより脳内の血液中の二酸化炭素の量が増え、それによって血管が拡張するためではないかという説もありますが、それだけでは説明できない。運動という行為と頭痛という現象の間の因果関係は、ほかの一般的な頭痛と同様、さまざまな要因がからまりあって起こると考えられる以上、クリアな説明やエビデンスは出せないのです。これが頭痛の頭痛たるゆえんでもあります。

とはいえ、データとしては、頭痛が比較的頻出するスポーツの種目があきらかになっています。

ある論文によれば、スポーツ頭痛を起こしやすいのは、ランニング、サイクリング、水泳、ウエイトリフティング、テニスなどのほか、ラグビーのような相手と直接体が触れるコンタクトスポーツも多いようです。どの種目も男女差はとくに認められませんが、コンタクトスポーツは一般的に考えても体へのダメージが強いので、この調査だけで、スポーツ頭痛の傾向について断定することはできません。種目によって痛みの出かたが違うという報告もあります。

現段階で医療側からのアドバイスとしていえることは、スポーツ頭痛に悩んでいる人に対しては積極的に医療が介入し、まずは二次性頭痛を否定してあげることだと思います。危険な頭痛ではないかと心配していては、パフォーマンスも上がりません。

問診はもちろんのこと、必要に応じてCTやMRIなどの画像診断を行って、二次性頭痛の可能性を除去します。スポーツの場合は、外傷性の要因で頭痛を引き起こしている可能性も否定できませんから、そのチェックもしっかり行う必要があります。悪性の疾患や外傷がないことを確認したうえで、良性の頭痛であることを本人に理解してもらうのです。

そのうえで、痛みを改善できるような対処法を考えていくわけですが、この場合も頭痛手帳のようなものがあると、非常に参考になります。一般的な頭痛と同様、痛みが起こる背景として考えられるものを詳細に記録し、それをもとに頭痛に影響を与えているかもしれない要素をひとつずつ除去、もしくは改善していきます。スポーツ頭痛の場合は、血圧や脈拍などの記録も大切です。

これまで、標高や温度の高いところでエクササイズをしたり、ヘルメットやゴーグルなど頭を締めつける装具をしているときなどに起きやすいことがわかっています。人によっては、湿度や照明、においなどに反応する場合もあるようです。

スポーツ頭痛の一番の解決策はそのスポーツをやめることですが、それでは話になりません。とくにアスリートが取り組んでいるスポーツを否定してしまっては、解決どころか絶望になりかねません。

アスリートであれば、プロのアドバイスを得ながら練習方法や時間帯、休憩時間の過ごし方などを変えてみる、姿勢やフォームのクセなどをあらためてチェックする。間違ったウォーミングアップやストレッチ、偏った食生活や睡眠不足などが頭痛の引き金になることも少なくないので、ひとつひとつ、リスクになりえる要素を除去していくことが大切です。それは、医療従事者やトレーナーの役目でもあります。

実際、スポーツ頭痛の経験者が、数週間から数か月間かけてさまざまな方法を試した結果、痛みを感じなくなったという報告もあります。スポーツ頭痛が改善される、その人ならではのトレーニングプログラムが構築できれば、痛みが軽減されるだけでなく、パフォーマンスもさらに上がるでしょう。

アスリートでなくても、スポーツは人間にとって健康寿命の延伸と楽しみのために必要なものです。いままでお話ししてきたように、痛みの出ない工夫は可能ですから、改善を試みてほしいと思います。

頭痛やスポーツ障害の専門医を訪ねてもいいでしょう。あるいは、いま行っているスポーツの種類を変えてみるのもひとつの方法です。もっと自分に向いているスポーツがあるのかもしれません。

先にお話ししたように、痛みは主観的なものです。とくに頭痛は、背景にいろいろな要素がからみあって起こります。日常生活においてもスポーツにおいても頭痛は不快なものですが、実は自分の生活と健康状態をふりかえる、ひとつのきっかけになるかもしれません。

自分の命を脅かす危険な頭痛の見分け方さえ知っておけば、あとは頭痛とどうつきあうかは自分次第。一次性頭痛は自分で改善できる、二次性頭痛が疑われるときはすぐ受診する。こうした頭痛のありようを、情報としてぜひ知っておいてください。

第7章

肥満を解消し持続可能にする食欲コントロール法

下村 健寿

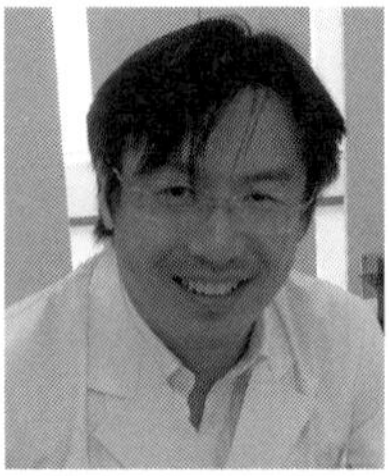

（しもむら けんじゅ）
福島県立医科大学・病態制御薬理医学講座、主任教授
日本内科学会認定内科医・医学博士
専門は糖尿病・生活習慣病・肥満

福島県立医科大学卒業後、群馬大学第一内科を経て 2004 年より 8 年間、英国オックスフォード大学生理学講座に専任研究員として勤務。新生児糖尿病の病態ならびに治療法の研究を行う。2012 年帰国後に自治医科大学を経て 2017 年より現職。基礎研究とともに糖尿病・肥満外来にて臨床医としても活躍。「絶対に患者を怒らない」をモットーとした外来診療を行う。論文多数。

肥満は、身体だけでなく
心にも悪影響が出る可能性があります
一方で、無理なダイエットは
必ずリバウンドを起こすことも証明されています
医学的に正しく、かつ持続可能なダイエットとはどの
ようなものでしょう?
食事と運動、身体の代謝のメカニズムや
食欲をつかさどる脳の機能について正しく知ることで
ストレスを感じることなく体重を落とし
健康を維持できる方法が、おのずとわかってきます

肥満はなぜいけないのか

肥満とは何でしょうか？　診断基準として用いられるのはＢＭＩ（Body Mass Index）です。これは体重（kg）÷身長（m）÷身長（m）で求めることができます。日本ではこの値が25以上になると「肥満」と診断されます。もちろん数値で割り切れるものではありません。筋肉質の人は、脂肪が少なくてもＢＭＩ値が高く出ますから、あくまでもひとつの目安にすぎません。にもかかわらず、なぜ肥満はよくないのでしょうか。明快です。肥満は「健康に悪い」からです。

肥満は数多くの重い病気を引き起こします。糖尿病や高脂血症、高血圧についてはよく知られていると思いますが、近年の研究ではがんや認知症の発症にも深く関与していることが指摘されています。

そして現在、糖尿病には血糖を下げる薬、脂質が高ければ血中の脂質値を下げる薬、高血圧なら血圧を下げる薬、と対症療法に近い治療が行われています。けれどもこれらの疾患を持つ患者は肥満の人が少なくないわけですから、肥満を是正するだけで改善することも多いのです。

つまりいまの治療は、病気の原因ではなく、枝葉の部分を治療していることになります。だからこそ、肥満をきちんと是正して適正体重にすることが大切なのです。

肥満で病気になるのは身体だけではありません。心も影響を受けます。

長年、私と福島県立医科大学で一緒に研究をしている特任教授の前島裕子先生は非常に興味深い解析をしました。

前島先生が、日本総合研究所が発表している都道府県幸福度ランキングと厚生労働省の国民健康・栄養調査を比較・解析したところ、肥満度が高い県ほど幸福度が低いことがわかりました。

肥満度が高いから幸福度が低くなるのか、幸福度が低いから肥満度が高くなるのか、議論が分かれるところではありますが「心」と「肥満」が密接に関連しているのは間違いなさそうです。

私が働いている福島県でも、東日本大震災以降、肥満人口が増加しました。震災に伴うストレスが大きく関わっていると考えられます。

これらのことからも、肥満を是正するためには「身体」だけでなく「心」へのアプローチが大事なことがわかります。

そもそもダイエットの真の目的は体重を落とすことではなく、落とした体重を維持することにあります。ですから「苦しみ」を感じてしまった段階でダイエットは失敗です。

糖尿病も、肥満と同様に食事療法と運動療法が基本ですが、実際のところ患者は病院に行きたがりません。悪化する検査データや体重を見て、厳しく断罪する医師が一部ですが、いるからです。

「あなたは意志が弱い」と医師にいわれたら、病院が嫌になってしまうのは当たり前です。自分を責める必要はありません。とはいえ現実問題としては、肥満に対抗できるのは食事と運動しかないのです。

食べ物を知ろう

ダイエットを効果的に行うにはまず、食べ物に対して正確な知識を持つことが必要です。

食事には主にふたつの目的があります。ひとつめは「生きるエネルギーを得るため」、ふたつめは「体を構成する材料を得るため」です。

エネルギーというのが漠然としていてわかりにくいかもしれません。日本語でいい換えると「滋養」とでもいえばいいでしょうか？

映画『火垂るの墓』でやせていく妹を診察した医師が「滋養をつけることですな」と告げると、兄が「滋養なんてどこにあるんですか！」と叫ぶ、心に響くシーンがありました。では「滋養」とはなにか？

実は滋養は、科学的に捉えると細胞内ＡＴＰのことになります。

このＡＴＰという物質こそが体にエネルギーを与える源です。いい換えるとＡＴＰをつくるために人は食事をするのです。

左の図を見てみましょう。いわゆる三大栄養素である糖質、脂質、たんぱく質はすべて体内で代謝されてATPを生み出しています。

私たちが身体の「エネルギーを消費する」というのは「食べたものをATPに変換して、そのATPを消費する」ということなのです。

それぞれの栄養素についても簡単に説明します。

まずは糖質。砂糖類のことだと勘違いしている人も多いと思います。私は現在、糖尿病外来を担当していますが、患者とこんな会話をすることがあります。

「少し血糖値が悪くなっていますね。今月は食べ過ぎちゃいましたか？」「ケーキやおまんじゅうなどの甘いものは食べないようにしています。ただ、しょっぱいおせんべいは毎日食べていますが、甘くないから大丈夫ですよね」……こんな具合です。

これは「糖質＝甘いもの」という思い込みが生んだ誤解です。糖は一個だけのとき（単糖）は口に入れると確かに甘いのですが、これが何個

栄養はすべてATPをつくる

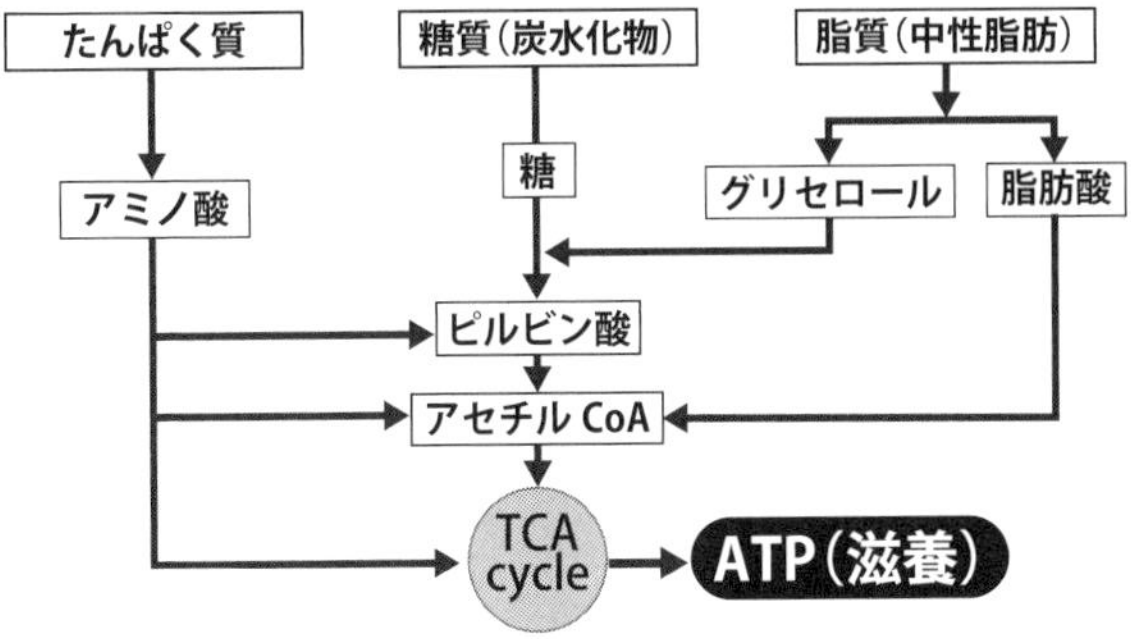

もつながった状態になると甘くなくなります。

この何個もつながった糖（正確には単糖を構成成分とした有機化合物）のことを「炭水化物」といいます。この炭水化物が多く含まれているのが穀物類。米やパン、麺などの主食にあたるものが糖類になります。

さて糖は、体内に吸収されただけではエネルギーすなわちＡＴＰを生み出すことはできません。細胞に吸収・代謝される過程で初めてＡＴＰが産生されます。このときに糖を細胞の中に取り込む働きをするのがインスリンです。

いわゆる糖質制限ダイエットは、このインスリンの働きに注目したダイエットを謳っています。これについては後ほど説明します。

次に脂質について説明しましょう。脂質というとダイエットの大敵のように感じるかもしれません。しかし、人体にとっては重要な栄養素です。ＡＴＰを産生し、かつ、細胞膜や生きる上で重要なホルモンをつくる原材料にもなります。

脂質というのは脂肪酸という物質を指すことが多いのですが、これは健康診断などでよく話題になる中性脂肪の構成成分です。中性脂肪はグリセロールという物質に脂肪酸が３つ結合した形になっています。そして余分な脂肪が蓄えられると脂肪細胞になりますが、この中に中性脂肪とコレステロールエステルという物質として蓄えられていて、いざというときにエネルギー源として脂質が利用できるようになっています。

その一方で、「身体にいい脂質」も存在します。いわゆるオメガ３系といわれる脂肪酸（ＤＨＡやＥＰＡ）は抗炎症作用を持っているほか、脂肪酸酸化酵素を活性化させて脂肪酸利用を亢進させます。さらに脂肪酸合成酵素を抑制することで脂肪酸の合成を抑えます。ＤＨＡやＥＰＡは脳神経細胞の細胞膜に使われることから特に重要な脂質です。

まだ研究途上ですが、認知症の患者では脳の記憶を制御する海馬という部分でこれらの脂肪酸が減少しているという報告もあります。

最後にたんぱく質。たんぱく質は身体の筋肉や細胞内器官をはじめマクロからミクロに至るまで身体を構成する要素であると同時に、エネルギー源として機能することもできます。

たんぱく質はアミノ酸から構成されています。たんぱく質が体内に入ると、消化酵素によってアミノ酸に分解されて吸収されます。

ちなみに、よく「コラーゲンを食べると肌がきれいになる」といわれますが、これはあり得ません。コラーゲンは皮膚や骨、軟骨などを構成するたんぱく質ですが、体内でアミノ酸に分解されてしまうので、アミノ酸が皮膚に届いて再びコラーゲンを構成することはないからです。

エネルギー消費を理解しよう

エネルギー消費について考えてみましょう。

すぐに思い浮かぶのは運動でしょう。しかし多くの人が運動だけではやせないことはすでに経験済みだと思います。その理由は？　それは身体におけるエネルギー消費の内容を詳しく調べてみるとわかります。

身体におけるエネルギー消費の比率は次のようになっています。

■基礎代謝　60％
■食事誘発性熱産生　10％
■活動性代謝　30％

運動は「活動性代謝」に相当します。つまり一生懸命運動しても全体のエネルギー消費のうちのわずか30％分を消費しているに過ぎないのです。運動だけで体重を１kg落とすにはどれくらいの運動量が必要かというと、標準的な体重の人が毎日時速7～8キロで20～25分ジョギングする（この速度は結構きついです）ことを1か月続けるとようやく1kg体重が落ちる計算になります。

エネルギーの摂取や消費の際はカロリーという単位が用いられます。これは「キロカロリー」という単位の略で、1リットルの水の温度を1℃上げるために必要なエネルギーのことです。先ほどのジョギングでは、おおよそ200キロカロリーの消費量として計算しました。

食べ物でいうとご飯を一膳前後、ハンバーガーなら半分くらいでしょうか。つまりジョギングをたとえ1か月続けたとしても、その間にいつもよりご飯を一膳余分におかわりしたら、その日のジョギングはなかったことになります。

ほかのエネルギー消費についてはどうでしょうか。

基礎代謝とは、心臓を動かす、脳が活動するといった、人が生きていく上で必要最小限のエネルギー消費のことです。

基礎代謝のなかで注目したいのは、褐色脂肪細胞によるエネルギー消費です。脂肪細胞には白色脂肪細胞と褐色脂肪細胞の2種類があって、後者はかつて赤ちゃんにしか存在しないといわれてきました。しかし近年の技術進歩により、大人にも首や肩、背骨や腎臓の周囲などに存在していることがわかってきたのです。

この褐色脂肪細胞が担っているのが熱産生です。寒い環境にいるときなどに交感神経が活発になったことを受けて、熱を産生して身体を温めてくれる働きがあります。

基礎代謝はエネルギー消費の6割を占めますが、人為的に操作するのが難しいのでダイエットに役立たない部分が多いのです。わずかですが人為的に増やすことができますが、これについては後ほど説明します。

最後に、食事誘発性熱産生について。

食事後に身体が温まる体験をしたことがある人は多いのではないでしょうか。これが食事誘発性熱産生です。食べ物を噛むことと、消化管が食べ物を消化吸収する際に使うエネルギー消費を反映していると考えられています。辛いもので汗が噴き出すことがありますが、これも食事誘発性熱産生の一種で、褐色脂肪細胞が関与しています。辛味成分が舌にある辛味を感知する受容体を刺激し、交感神経が活性化されて褐色脂肪細胞で熱産生が起きるのです。

肥満の原因

そもそもどういう状態が「太っている」のでしょう。多くの人にとって気になるのは美容的な意味でしょう。

太るとは身体に余計な脂肪がついたことになりますが、たとえば女性が中年以降に腰回りの脂肪が増えるという現象は、それほど気にする必要はありません。

というのも身体に蓄積する脂肪は2種類あるからです。

ひとつは皮下脂肪。女性につきやすいのはこちらです。これに対し中年以降の男性につきやすいのが内臓脂肪です。いわゆる「ビール腹」と呼ばれるものです。

皮下脂肪はほとんど悪さをしません。しかし内臓脂肪はさまざまな炎症を引き起こす物質を分泌します。内臓脂肪から分泌される物質はわずかですが慢性的な炎症を引き起こします。軽度ではあるものの長年にわたって炎症が蓄積すると、動脈硬化や心筋梗塞、脳梗塞を引き起こしてしまうのです。こういった命にかかわる肥満こそ、注意しなければいけません。

従来から、肥満の原因については摂取カロリー（食べ物から得るエネルギー量）が消費カロリー（運動などで消費されるエネルギー量）より多いから太ると考えられてきました。しかし、近年の研究から、そう簡単に説明できないことがわかってきています。

この考え方が正しいとしたら、食べる量を減らせばその分だけやせていくはずです。ところが実際は「減らした分のカロリー量」に相当するだけの体重は落ちません。もちろん多少は減りますが、予想される体重減少よりはるかに少ない量しか体重が減らないのです。

この原因として考えられるのが基礎代謝の調節です。

人の身体はとてもよくできていて、「恒常性が維持」されるようにできています。これは急激な変化が身体に起きた場合に「元の状態を維持しよう」と身体が調節することです。

ダイエットを開始して食事を減らすと、身体は、本人のやせたいという思いとは無関係に、急に摂取量が減った状態を異常事態と捉えて対処しようとします。食事制限によって減ったエネルギーを補うために、消費エネルギーを減らしてバランスを取ろうとする、つまり基礎代謝を下げて対処するのです。さらに脳に働きかけて、食事の摂取を促します。

これが、ダイエットを始めると、無性にお腹が減る理由です。

人類の長い歴史のほとんどが飢餓の時代だったことを考えると当然のことです。身体は「また飢餓が来た」と勘違いして、あわててエネルギー消費を減らしてエネルギーを身体に蓄えようとする。しかもこのとき、身体は「太っている体重」を「正常体重」として間違えて認識、セットポイントにしてしまっているから、その体重に戻そう戻そうとする。これがリバウンドです。急激なダイエットが失敗するのは当然といえます。

ほとんどの場合、肥満は長い年月を経て至った状態です。だからこそダイエットも徐々に行い、身体が感じるセットポイントを、本当の適正体重に持ってくることが重要なのです。

太るという現象を考えるうえで、もうひとつ理解しておかなければならないのは食欲です。必要なだけ食べればいいのに、人はつい余分に食べてしまう。なぜなのでしょう。

人の食欲には2種類あります。ひとつは生きていくためのエネルギーや体の材料を摂取するための「恒常性食欲」。これは健全な食欲です。これがなければ死んでしまいます。

もうひとつは快楽のための「報酬系食欲」です。食べると気持ちがよ

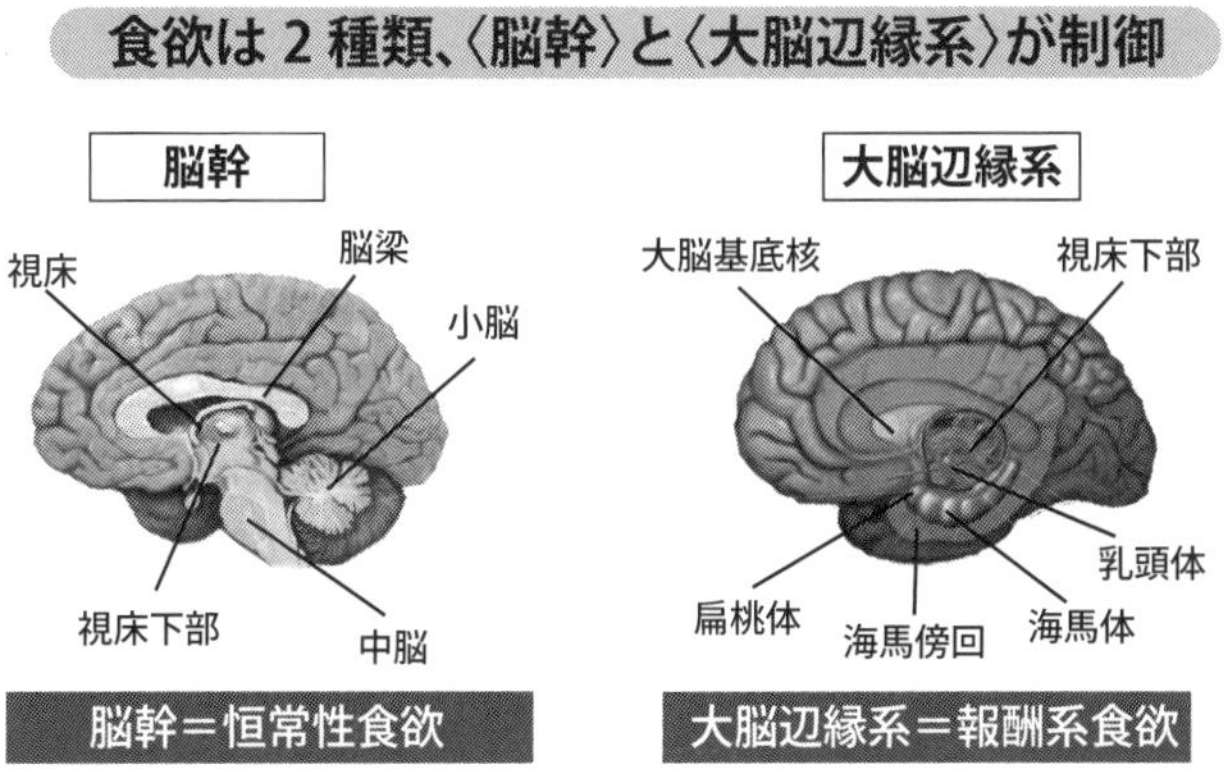

※参考資料：Newton（別冊）

くなるから食べるのです。これこそが肥満をつくる元凶です。よく別腹といわれるデザートやスイーツなどが代表的な例ですね。

興味深いことにこれらふたつの異なる食欲は、脳においても制御している部分が異なります。

恒常性食欲は脳の視床下部で制御しますが、報酬系食欲は腹側被蓋野から側坐核という部分の神経回路（報酬系回路・快感回路ともいいます）で制御するのです。なぜ、報酬系食欲などという余分な食欲を促す仕組みが脳の中に別設定で存在するのでしょうか。

これも、飢餓との闘いの歴史が影響していると考えられます。食べられるときにできるだけたくさん食べて、エネルギー源を脂肪の形で蓄えておくのが生き残る確率が高い時代も、満腹になってしまえばなかなかそれ以上は食べることができません。けれど、そんなときでも「食べると気持ちよくなる」食欲があればどうでしょう……。この長い間に培われた食欲のメカニズムが、飢餓から解放された現代社会においても、常に快感を求めて食べ過ぎてしまう原因です。

ちなみにこの報酬系回路を刺激するもうひとつの物質が麻薬や覚せい剤です。肥満の人の脳ではこの回路が薬物中毒者と同じ病的な変化を起こすことがわかっています。太っている人は「食物中毒」になっているともいえるでしょう。

「太る」という現象のカギとなるのはインスリンです。インスリンは血糖値を下げるホルモンです。正確には「食物から血中に吸収された糖を、身体の末梢臓器に取り込ませる」ホルモン。血中の糖に反応して、膵臓がインスリンをつくり出し、血中に放出します。

放出されたインスリンは筋肉などにエネルギー源として糖を取り込ませたあと、余った分を脂肪として蓄積させます。インスリンが筋肉に作用すると、糖輸送担体（ＧＬＵＴ）という、糖だけが通ることのできるドアを筋肉細胞の表面に発現させます。

これにより糖の通り道がたくさんできるので、糖が血管の中から筋肉の中に取り込まれ、結果的に血糖値が低下するのです。また、人はお腹が空いているときも一定の血糖値を保つことができます。何も食べていなくても肝臓などに蓄えられた貯蔵糖（グリコーゲン）を分解して、糖として血中に放出してくれるからです。インスリンにはこの貯蔵糖の放出を抑制する作用もあります。

このように、インスリンは身体全体の代謝において重要な生理的機能を担う一方で、余分な糖を脂肪として貯蔵させる機能もあります。これが肥満の原因のひとつです。

流行している糖質制限ダイエットは、糖質の摂取を極端に減らすことによって、膵臓から放出されるインスリンの量を減らし、余った糖を脂肪として蓄積させないようにする考え方に基づいています。

このダイエットの最大の問題は、効果が維持できないことです。短期的には顕著に効果が出ますが、長期的にみると、一年後には元の体重に戻ってしまっていることが確認されています。その理由は、インスリンの考え方にあるようです。

なぜなら、このダイエットが短期的に顕著な効果が現れるのは、インスリン分泌量を減らしたからではありません。正確には「インスリン抵抗性が解除された」からです。「インスリン抵抗性」とは何でしょう。糖尿病を例にとって考えてみましょう。

Ⅱ型糖尿病の患者の血糖値が高くなる原因は、インスリン分泌量が減っている場合と、インスリンの効きが悪くなっている場合に分かれます。後者をインスリン抵抗性といって、肥満のカギとなっています。これは日本と欧米の糖尿病の人の体型の違いをみるとわかります。

日本人は小太りの人がほとんどですが、欧米の人は極めて大きな肥満体型です。日本人の多くはインスリン分泌不全が原因で糖尿病になりますが、欧米ではほとんどがインスリン抵抗性によるもの、つまりインスリンは大量に出ているがその抵抗性によって肥満を生み出しているのです。ただし高血糖状態が長く続くと、日本人でもインスリン抵抗性が出現します。そのため、多くの日本人の糖尿病患者においても、インスリンの抵抗性を改善する薬（メトホルミンなど）も効果があるのです。

先に説明した通り、インスリンは骨格筋などにおいて糖専用のドア（糖輸送担体）を細胞表面につくって糖を取り込みます。けれどインスリン抵抗性があると、このドアの数が減ってしまうのです。

ここでポイントとなるのは、こうしたインスリン抵抗性がみられるのは、主に筋肉細胞であり、脂肪細胞ではないということ。

インスリンは骨格筋などの表面に糖を取り込むドアを発現させる

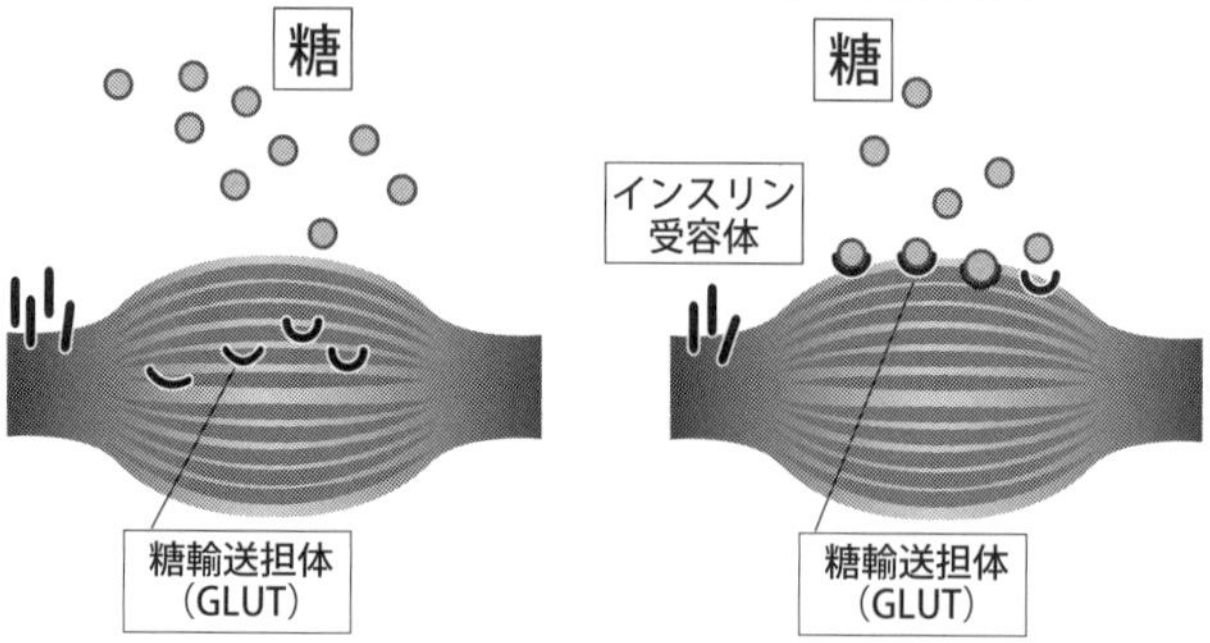

食べ過ぎでかつ運動不足の傾向がある人は、糖尿病ではなくても、筋肉細胞に軽いインスリンの抵抗性が出てくることがわかっています。こうなると本来筋肉に取り込まれるはずの糖が血中に残ってしまい、その糖が脂肪細胞に取り込まれてしまうことで、太ってしまうのです。

つまり、糖質ダイエットが有効なのは、糖質を制限することで余分なインスリンが出なくなり、筋肉のインスリン抵抗性が解除されることで、糖が本来の形で筋肉に取り込まれるようになるからです。しかし、インスリン抵抗性が解除されてしまえばそれ以上過剰に糖が取り込まれなくなるので、その後は効果が停滞します。これが、糖質制限ダイエットの効果が短期であり、長期的にはなくなってしまう理由です。

持続可能なダイエット法とは

ここからは具体的にどうやって体重を落としていくのがベストなのかを考えてみましょう。

まずなにより大事なのは、短期間で急激に体重を落とさないこと。急激な体重減少が起きると、身体は基礎代謝を落とし、かつ「食べたい」という食欲を強く発現させます。この欲求は、どんなに強い意志の人でも抵抗できないほどで、抑えこむのは大変なストレスです。ストレスは長く続くと体内にストレスホルモンを増やし、糖代謝自体も狂ってしまいます。だからこそ、長期的に考えていきましょう。

まずは食事です。食事に関してはインスリン抵抗性を解除する食べ方をすればいいことになります。

間食は完全にやめること。一般的に間食とは糖質の摂取と同義ですし、食欲でいうと報酬系を満足させるためのものです。報酬系回路が絡んだ食欲は非常にやっかいで、簡単にやめることはできません。ところが最近、この報酬系回路を騙して活性化させる方法が報告されました。

それは甘いものでうがいをすることです。このうがいをするだけで報酬系回路にある側坐核が活性化していることが確認されたのです。

まずはココアなどの甘い飲みものでうがいをして、間食への欲求を止めてみてください。うがいの仕方にはコツがあります。人間は味覚を舌だけで感じると思っている人がほとんどですが、実は嗅覚において味の7割を感じているのです。

鼻は味を感じるのに必要不可欠なのです。甘いものを食べたかのように脳に勘違いさせるには、甘さを十分に脳に堪能させる必要があります。

まずは甘い飲みものをごく少量、舌の上にのせてゆっくりと口から息を吸い込んでください。これで舌の上の甘い飲みものの成分が混ざった空気が肺に到達します。

次に、その甘い成分をたくさん含んだ空気を今度は鼻から出しながらゆっくりと口の中でうがいをするのです。まるで甘いお菓子を食べているような錯覚に陥ります。これで甘いものに対する執着はずいぶん緩和されるはずです。

そして食事は、三食きちんととること。肥満はインスリン抵抗性が筋肉で起こっている状態ですから、まずは糖質をある程度制限します。甘いものだけでなく炭水化物全体を少なめにしますが、完全に断ってはいけません。腹八分目に抑えるだけで十分です。

あくまでもインスリン抵抗性を解除するのが目的なので、過剰なインスリンさえ分泌させなければいいのです。炭水化物は少なめに、でもきちんととる。これが長続きする健康的なダイエットにつながります。

夕食は軽くするのが効果的です。おかず中心で、炭水化物は三食中一番少なめに。インスリン抵抗性を解除する上で極めて重要です。

人は睡眠中に低血糖を起こしたり、空腹で目が覚めることはまずありません。それは、睡眠中は空腹でも血糖値を上げる成長ホルモンが分泌されるからですが、このホルモンはインスリンの効き方を弱くするインスリン拮抗ホルモンでもあるのです。つまり睡眠中は生理的にインスリン抵抗性の状態になっています。

ダイエット中は、睡眠中の血糖を限りなく低くしておくのがコツ。夕飯を多めにとったり、寝る前に食べると、ただでさえインスリンが効きにくい睡眠中にさらに血糖が上がってしまうので、身体は血糖を下げようと通常より多くのインスリンを放出します。これではインスリン抵抗性はさらに助長されるばかり。肥満は、夜つくられるのです。

お酒に関してもよく質問されます。インスリン抵抗性改善の観点からすると、アルコールは血糖を上昇させる効果が低いので過剰でなければ飲んでもかまわないのですが、お酒は脳の摂食中枢を狂わせることが明らかになっています。

多くの人が、酔うと摂食中枢の機能がおかしくなって必要以上につまみを食べてしまう傾向があります。これはお酒が食欲を狂わせている証拠です。毎晩飲むような習慣は避けるべきです。

次に食べ方について考えてみましょう。エネルギー消費を上げる食べ方が望ましいです。それにはよく噛むことです。よく噛むと交感神経が活性化されて、褐色脂肪細胞における熱産生が亢進してエネルギー消費が上昇、基礎代謝も上昇します。

微々たるものではありますが、塵《ちり》も積もれば山となる、です。早食いは太りやすいというのはいくつもの論文で報告されていますから、よく噛むことで早食いの防止にもなるでしょう。

とはいえ、ひたすら噛んでいるだけだと食事がつまらなくなってしまって長続きしないことも多いようです。そこでこのとき、甘い飲みものでうがいするときの方法を応用してください。

ご飯を口に含んで噛むときに口から息を吸い込みます。そして鼻から息を吐きながら、口の中の食べ物をゆっくりと噛んでみてください。食事が何倍にもおいしく味わえるはずです。これを繰り返せば自然と噛む回数が増えるでしょう。

過剰摂取はすすめませんが、ときに辛いものを食べてみるのもいいかもしれません。辛いものの中に含まれているカプサイシンは交感神経を活性化し、さらに食後熱産生を促しますからエネルギー消費につながります。あくまでも適量にしてください。

続いて運動について考えてみましょう。じつは運動はあくまでも補助です。よく肥満の人が「今月は運動しなかったから太った」といいますが、これは間違いです。運動だけでやせることはほぼ不可能だからです。

けれども食事がうまくいっている状態で適切な運動をすると、痩身効果が2倍3倍になって現れます。あくまでも食事療法がうまくいっていることが運動療法を行う前提になります。

運動は2段階で考えましょう。最初の3か月で取り組むのは、インスリン抵抗性解除を目指した運動です。この場合、血糖値を上げないようにするのが目標ですから運動は食後に行いましょう。ひざなどを痛める恐れがなければランニングなどの運動が効果的です。体重が多過ぎる方は、急にランニングをすると腰やひざを痛めるので、まずはウォーキングから始めるといいでしょう。目標にするのは、エネルギーを効率よく消費する運動量です。これは心拍数を目安に運動します。

カルボーネン法という計算式があります。

（220−年齢−安静時心拍数）×0・6＋安静時心拍数

この計算式で導かれる心拍数を維持する形で、20分程度の運動を毎日するのが目標です。

この運動を、糖質を制限した食事とともに3か月続けていれば、インスリン抵抗性は解除されるはずです。運動による負荷はインスリンと同様に、糖を取り込むドアを筋肉細胞の表面に移動させ、留まらせる効果があるからです。この運動が促す効果は非常に強いものです。

糖尿病治療薬であるメトホルミンにも同様の効果がありますが、短時間で効果が切れてしまうため、一日に何回も服用する必要があります。しかし運動であれば、一回の運動で72時間にわたって効果があったことが動物実験で報告されています。

運動を食後に行うことで血糖値が下がり、余分な糖が脂肪に行かず筋肉に取り込まれる身体になったら、「インスリン抵抗性が解除された身体」の完成です。ここで運動も第二段階に入ります。

この段階になると、糖質が常に筋肉に取り込まれるようになるので、実は体重減少が止まってしまいます。多くの人がここでダイエットをやめてしまうのですが、ここがふんばりどき。さらに体重を減らす方向に身体の状態をシフトさせていきましょう。

これからは、身体についた脂肪を消費する運動に変えていきます。

運動時に筋肉で消費されるエネルギー源利用率

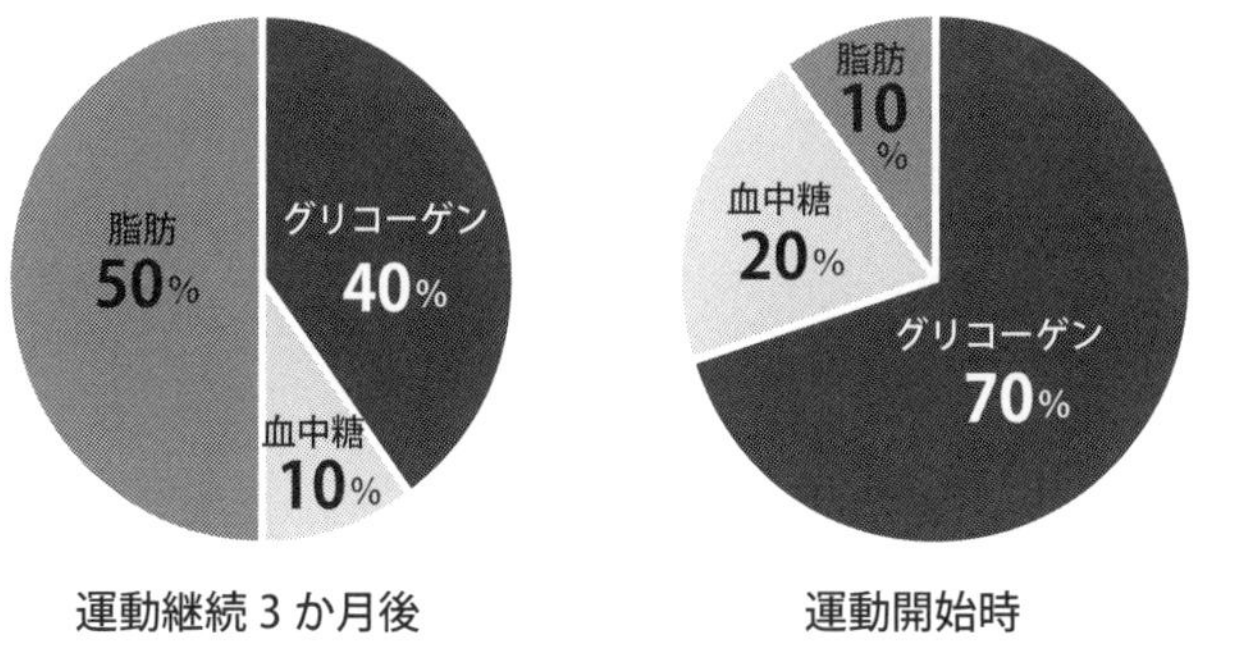

運動をするときに使うエネルギーはどこから供給されているのでしょう。これまで運動をほとんどしていなかった人が突然運動した場合、筋肉を動かすために使うエネルギーのほとんど（約7割）は、筋肉内のグリコーゲンを分解した糖を使うことで賄われます。残りの2割が血中に存在している糖、そして残りの1割程度が脂肪です。これでは体重はなかなか減りません。

しかし第一段階の運動を3か月続けていた身体は、筋肉のエネルギーの使い方に変化が起きています。3か月間にわたって持久的運動を行っているので、運動の際に消費されるエネルギーの供給源は、筋肉のグリコーゲン由来が約4割に減り、血中の糖由来が1割程度、残りの5割が脂肪由来のエネルギーになります。

つまり第一段階で行った運動は、インスリン抵抗性を解除するだけでなく、脂肪をエネルギー消費に使いやすい体質に変化させていたことになります。第二段階の脂肪燃焼を目指した運動は、継続することが大事です。ポイントは2点。

ひとつめは、朝ご飯前に運動をすることです。朝ご飯を食べる前は最も空腹になっているはず。前日の夕飯が夜の8時で、翌朝の7時に走るとすると、11時間も何も食べていない計算になります。早朝空腹時血糖、つまり最も血糖値が下がっている時間帯に運動をすれば血中の糖よりも、グリコーゲンや脂肪などの貯蔵エネルギーを使って走ることになります。食後にくらべても、効率的に脂肪の燃焼を促せます。

ふたつめは、運動負荷です。この場合、第一段階よりも少し負荷を上げた方が効果的です。前出のカルボーネン法の式を少し変形した式を用いて適度な運動時心拍数を出しましょう。

（220－年齢－安静時心拍数）×0・8＋安静時心拍数

第一段階よりも少し心拍数が上がるように走ります。3か月前には無理だったかもしれませんが、この頃にはスムーズに走れるのではないでしょうか。あとはみなさんの持続する力だけです。

以上が、医学的に正しく、かつ、持続可能なダイエット法です。時間はかかりますが、健康的で無理なくやせることができます。健康寿命も延伸するはずです。

ダイエットを長期間にわたって継続するのは大変です。ストレスを感じたらダイエットは失敗です。翌日からまた食事に気をつけて運動を続ければいいのです。ダイエットは数字を減らすことではなく、健康を保ち、自分の人生を豊かにするためのものです。無駄なストレスをなくし、目標の体重に無理なく到達することを目指しましょう。

Staff
●デザイン……おおつかさやか
●イラスト……楽谷玲子
● DTP 制作……やなぎさわけんいち
●編集協力……ＡＭＷＡ
●編集企画……篠原麻子　伊藤 仁（Jin Publishing Inc.）

最先端医療の人生を変える 7 つの健康法

2020 年 8 月 17 日　第 1 刷発行

監修者　小林弘幸
発行者　千葉 均
編　集　碇 耕一
発行所　株式会社ポプラ社
〒 102-8519　東京都千代田区麹町 4-2-6
Tel：03-5877-8109（営業）
03-5877-8112（編集）
一般書事業局ホームページ　www.webasta.jp
印刷・製本　中央精版印刷株式会社

N.D.C.498 ／ 239p ／ 19cm　ISBN978-4-591-16727-4